改善虛寒體質，氣血活絡，百病自癒

遠紅外線健康法

日本遠紅外線研究會——著
林裕恭——譯
前田華郎 醫師——監修
醫學博士 **東善彥**——審訂

健康家族は遠赤外線上手—
不調や病気をぶっとばせ!

序言

人體由六十兆個細胞所組成。一個一個的細胞中，有種叫 mitochondria（粒線體）的物質，好比發電機般的製造能源，生產各式各樣酵素。

細胞代謝活動、體溫的維持、消化、吸收、荷爾蒙的分泌、體液和血液的流通等，都是因為粒線體所產生出來的能源和酵素，才得以維持生命活動。受到年齡增長、壓力、有害物質、營養不良、活性氧等的影響，使得粒線體的活動力減退，進而也影響了酵素的生產。特別若是體質又虛寒，細胞就無法順利進行新陳代謝的活動，體內囤積著代謝廢物，血液循環不良，免疫力自然會降低，病菌容易入侵，我們的身體就成了容易得病的體質。

在這種狀態下，最重要是要馬上補充身體熱能，在血流停滯不暢的地方加熱，加速體內的新陳代謝，體內的廢棄物質等才會隨著血流，藉由血液的處理排出體外。倘若能使全身溫熱暖和，所有細胞的粒線體便能恢復活力，不斷生產體內所需酵素，代謝活動、體液循環便可回復到正常狀態。

對於遭受山難或海難的人來說，遇難者所處的環境是一個暖和抑或低溫的環境，往往左右著其存活的可能性。早產兒在出生後須待在嬰兒保溫箱內，嚴格控管溫度和溼度，可以想見環境溫度對人類的重要性。

人類本來就是適應於溫暖環境的生物。溫暖柔和的陽光，孕育大地，讓生命得以生生不息，許多生物因而進化。陽光中的紅外線和維持人類生命則有著密不可分的關係，特別是紅外線之中，遠紅外線擁有對物體很深的滲透能力，和人體內所產生的遠紅外線同調，其產生的共振作用，會帶給人體更大的加熱效果，對於人體而言是種非常優良的熱源。

在日本的趣味電視節目中，曾利用三溫暖入浴法，即用一般烤箱、蒸氣、遠紅外線，入浴做排汗試驗，再各取所流汗水的二〇毫升，比較其排出體外的有害物質（重金屬）。結果在遠紅外線三溫暖入浴時所排出的汗中，檢驗出許多錳、水銀、銅等金屬離子，而普通的三溫暖、蒸氣浴則幾乎檢驗不出任何金屬離子。

人類及動物大體上吃喝後所產生的體內廢棄物，都是藉由排便、排尿以排出體外。其他尚有無法單靠尿液、糞便排泄出體外的物質，例如前述的重金屬和鹽分、電解質等。此時只能藉著人類皮膚的毛細孔呼吸、汗腺流汗以排出，所以皮膚對人體代謝、調節體溫有很重要的功能。

一般人步入中年後，體內脂肪便會增多而造成肥胖，這是因為人體內營養物質無法充分代謝，堆存在體內而形成。隨著養分的堆積，膽固醇也相對會增加，慢慢地就會形成脂肪肝，接著將伴隨而來血壓和血糖值的上升、血管阻塞、腦血栓、中風等。如此一來，更會造成免疫力下降，大大增加得癌症的機率。

一般健康的年輕人，腳部溫度大約為31～32℃的低溫，體質虛寒的人或是上年紀的高齡者，腳溫則是低於常人。由於低溫的靜脈血流，會使得腸和骨盤內的內臟容易形成虛寒狀態，因此人體的自癒能力便會在骨盤部位製造並累積脂肪以禦虛寒。所以「虛寒」體質的人也很容易虛胖。

為了避免多餘脂肪累積在體內，藉由運動鍛鍊筋骨、燃燒脂肪便是非常重要的事。但是高齡或體弱者並不適合劇烈的運動，與其因劇烈運動產生對人體有害的活性氧，倒不如利用太極拳等柔和運動，或是應用遠紅線使身體活絡溫暖，更為適切。

遠紅線不僅能使身體感到溫暖，更能活化細胞，加速人體新陳代謝，將累積於體內的廢棄有害物質排出體外。現代社會，由於冷氣空調的普及，縱使在夏天，人也常處於低溫環境；冬天則因暖氣的關係，處於頭熱腳冰的狀態。如此環境之下，身體不知不覺就容易形成虛寒體質。虛寒會成為身體不順、現代文明萬病的根源，因此泡腳常成為防治虛寒症的有效方法，但處於科學發達的現代文明中，利用最新先端科技的遠紅外線機器來改善體質，健康豐富您的人生，應是最有效、最便利的方式。本書以淺顯易懂的筆法來解說萬病的根源「虛寒」、身體的大敵「活性氧」、和人類的身體狀態有著密切關係的「負離子」、心理和生理的健康機能「腦內物質」，以及遠紅外線的功效、利用方法，但願能夠對您的健康生活有所助益。

日本醫學博士

前田華郎

第六章 遠紅外線健康法

第一章

萬病的根源──虛寒

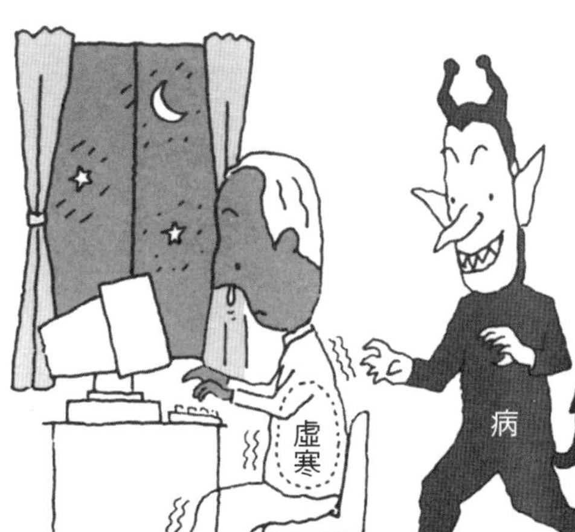

「虛寒」是什麼？

受種種慢性病困擾的人，還有身體不適、倦懶、痠痛、頭痛、氣力衰退、過敏性皮膚炎、花粉症等以前聽都沒聽過症狀的患者，近來有持續增加的趨勢。在科學和醫學相當進步的現代化生活中，現代文明病使得人們的健康充滿了艱辛的挑戰。現代文明社會處處充斥著好吃的食物、便利的電器用品、交通工具，做什麼事應該都是愉快且得心應手，但美滿生活是哪裡出了問題？追根究底，其根本所在就是身體的「虛寒」，虛寒症便是身體種種不適，疾病的根源。

「虛寒」大致分成三種類型

何謂「虛寒」？「虛寒」不是指身體因氣溫下降而感到寒冷的意

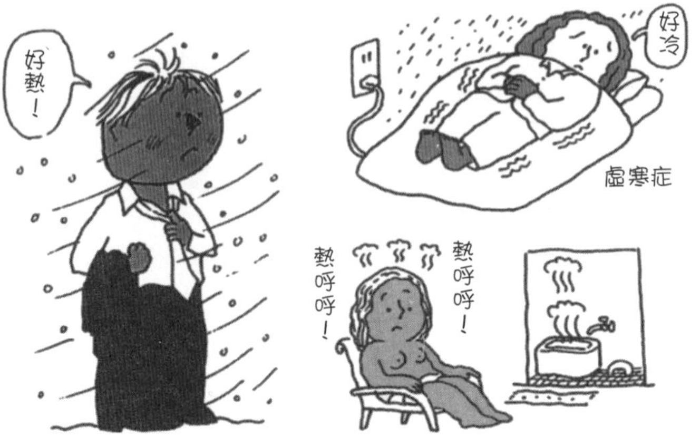
好熱！
因為虛寒而造成虛火上升
好冷
虛寒症
熱呼呼！
熱呼呼！
身體表面感覺熱燙，體內卻是低溫狀態

虛寒的三種類型

思。「虛寒」是健康的大敵，係指體內處於寒冷狀態。「虛寒」大致上可區分成三種類型——

一、就是一般所謂的虛寒症。這類虛寒症狀很容易自我察覺，譬如在手或腳的前端部分，或肩膀、腰部等處，感覺到習慣性的虛寒狀態。此虛寒狀態通常女性多於男性，即使在夏天也須穿著厚襪，冬天裡更是沒有電暖爐、電毯等就無法入眠的人，都屬於這一類型。

二、上半身燥熱虛弱，容易頭昏眼花，下半身卻感到寒冷，即俗稱的頭熱腳冷，這是因虛寒而使得虛火上升的症狀。這類型人處理事情總是慌張、忙亂、性急、面頰燥熱泛紅、容易發怒。看起來是處於全身熱騰騰的健康狀態，實際上卻是因虛寒而虛火上升，造成上半身燥熱虛弱，頭熱腳冷的不健康狀態。

三、臉部或身體感覺到發燒、發熱狀態，身體內部卻處於低溫、寒冷狀態。這類型人洗或泡比較熱的熱水澡時，不一會兒功夫馬上就受不了。身體的狀態也常因虛寒問題而崩壞，而自己本身卻未能真正察覺原因所在。但是如果一直放任這種令人不適的身體狀態不處理，將會造成身體的不舒服，拖延不理更會發展成難以處理的惱人慢性病。

「虛寒」發生的要因

形成「虛寒」的因素很多，譬如體質、疾病、環境等因素。體質虛寒的人會手腳冰冷，這是因為溫暖的壓縮血流，無法到達手腳末梢血管的各個角落，總而言之就是因為血液循環不良而造成的。這種情形若用皮膚溫度測定器測定，溫暖、血流良好的部分，會顯示出紅色；

而低溫寒冷、血流不良的部分，則顯示出綠色。

虛寒症的人通常血液循環不好，氣色也不好，因此身體瘦弱、面色蒼白的人，大都是屬於虛寒的體質，但是這類型人並非生下來就都是如此虛寒體質。追究其原因，有很多因素，如喜好食用容易造成身體虛寒的食物、水分攝取過量等。如能知道形成身體虛寒的飲食問題，並稍加注意，想必一定多少能改善虛寒症。至於沒有虛寒的感覺，亦或連自己都不認為是虛寒症的人，如果常有心慌、火氣上升的症狀，相對地即是容易因虛寒而火氣上升，成為有虛寒症的人。

至於腰部因更年期而感到冷的情形，不同於一般的虛寒症，即使用體表溫度計測量，也沒有顯示僅腰部溫度降低而已。所以這種虛寒感，不只是因血流不暢而形成，而是和人的自律神經機能有著密切的關係。病態性的「虛寒」，常是病源清楚的疾病，患者可自己察覺「虛寒」是其生病的原因。那麼什麼病是由「虛寒」伴隨產生的呢？例如因甲狀腺異常而引起不正常的新陳代謝、胃下垂等胃腸機能低下、末梢血管的瘀血、體內水分的輸送代謝異常等，都是因「虛寒」而引起的疾病，找出病因並對症下藥，對治療疾病是非常重要的。

此外，因為環境因素而形成的「虛寒」，常令人聯想到冬天開著暖氣的暖和房間，因熱空氣往上升的慣性，房間內會形成上熱下冷，人處於此環境中易形成頭熱腳冷的狀態。而且冷氣機一般都裝設在高處，夏天時冷空氣便會往下對流，所以現代文明人不論是生活在冷氣房或是在暖氣房，身體都容易「虛寒」，形成頭熱腳冷的狀態。

「虛寒」和「頭冷腳熱」是不同的

關於虛寒原因的研究，我們發現了一個很重要的現象。那就是如果身體的下半身是暖和的，而上半身是較低溫、寒冷的，對身體健康而言並不是件不好的事。

自古以來多認為頭冷腳熱的身體狀態比較好。或許有人聽都沒聽過頭冷腳熱的狀態，但是應該每個人都有過頭冷腳熱的經驗。例如在

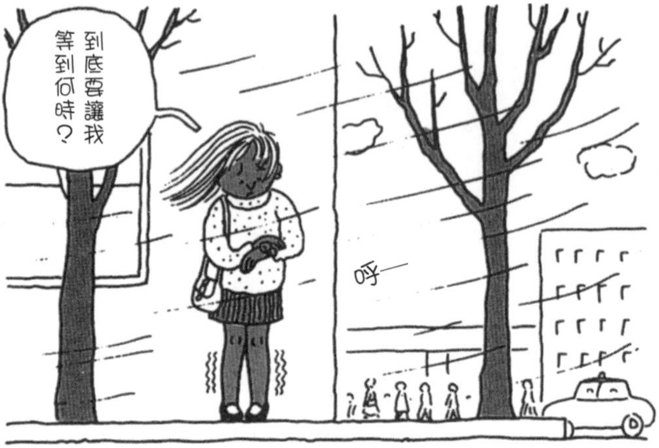

下半身的虛寒問題

開著暖氣的房間內，當你的臉、身體感到燥熱，但腳跟還是感到冰冷，你大都會覺得不論是工作或讀書，總是無法進展順利。但是只要在腰部以下，用暖腳器或毛毯保溫提高下半身體溫，上半身不用穿著厚重衣物，頭腦思維便會開始清晰，形成頭冷腳熱的良好身體狀態。

頭冷腳熱實際上不僅僅是身體感覺到冷熱而已。對於容易興奮激動，進而語無倫次、行為異常的人，身旁的人常會勸他「頭腦冷靜一下」，處事態度強悍的人，甚至會潑他一桶冷水。頭腦會因火氣、血壓上升，而使人無法冷靜思考、沉著穩健地應對處理事物，所以就精神面的觀點來說，頭冷腳熱也是件好事。而危害身體的元兇「虛寒」，怎麼說都是和頭冷腳熱相反的狀態。

「虛寒」是萬病的根源

「虛寒」實際上就如同身體健康亮起警示作用的紅燈一樣，然而卻很少人會因為虛寒而察覺身體不適，因此根本治療成功的人也不多。例如很少人會認為「虛寒症」是種疾病，並因此去醫院就診，在日本岩波《廣辭苑》辭典裡，對「虛寒症」的註解為——「性冷、容易寒冷的體質、身體血液循環不良，特別是指腰部等部位虛寒的婦女體質。」總而言之，常令中老年婦人苦惱的虛寒問題，即為一般所指的「虛寒症」。大多數人皆認為是體質的關係，所以即使飽受「虛寒」困擾的人，也不會刻意去和醫師諮詢、醫治這類的問題。但是「虛寒」

其實是種疾病，是萬病的根源所在。即使現在尚未成為病症，也要立刻重視「虛寒」問題。因為若不去除體內「虛寒」，等於體內一直都孕藏著疾病因子，隨時威脅著健康的身體。

因為「虛寒」而引發的身體異常，最常見的例子便是感冒。例如流行性感冒大肆傳染橫行的季節，都是在寒冷的冬天。寒冬也很容易產生其他種種疾病，年長的老人更要注意身體健康，因天寒體冷非常容易引起高血壓、心肌梗塞、腦中風等疾病。那麼氣候炎熱的夏天，就不必擔心「虛寒」的問題嗎？處於文明社會的今天，即使是在炎熱的夏天，也不能輕忽「虛寒」的問題。特別是近年來，冷氣空調大為普及，在夏天因寒冷而傷風感冒的情形不斷增加。其他如食用過多冰冷食物，傷了胃腸；晚上不蓋被，失溫著涼；運動後汗流浹背，電風扇猛吹等數不盡的例子，都會引起傷風感冒。

傷風感冒等小病常被認為是萬病的根源，但追根究底，傷風感冒的原因正在「虛寒」。「虛寒」才是真正的萬病根源，卻鮮為人知。

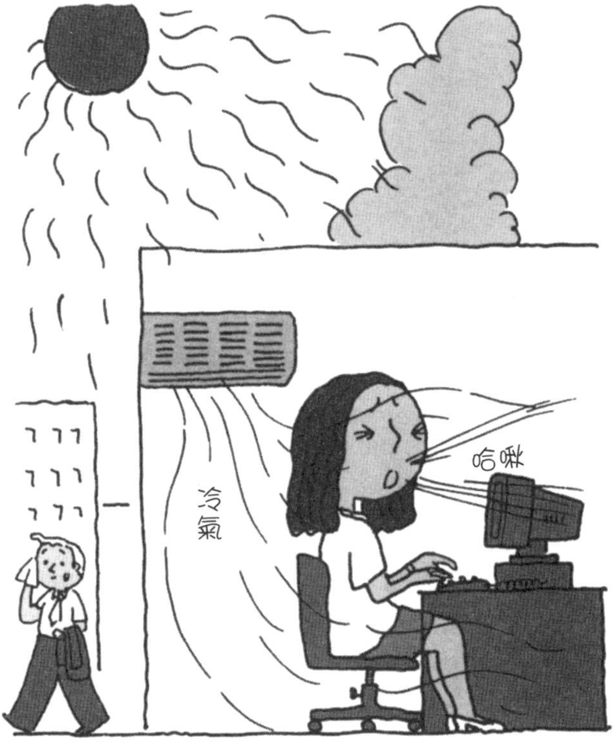

即使在夏天裡，也要注意虛寒問題

◎「虛寒」危害身體的狀況

為何「虛寒」容易傷風感冒，進而使體能崩潰呢？這是因為若身體冷，就會對血管收縮、血液循環造成不良影響，使細胞組織的代謝能力低下。這樣一來，體內各個角落的細胞便不能得到充分的營養，造成代謝不良，使得體內廢棄排泄物質無法順利排出體外。然而另一方面，「虛寒」也是造成便祕的主因，這是怎麼一回事呢？因為「虛寒」的體質使得熱氣上升，身體自律系統沒有餘力將熱能輸送到下半身，進而引起人體出現焦躁、心律失調、火氣上升、情緒失控易怒、發汗的症狀。這些症狀會影響延滯排尿、排便的正常運作，所以生理上的「虛寒」也可說是便祕的主因。

這種「虛寒」造成身體不適的例子非常多，例如暈眩、頭痛、肩膀痠痛、食慾不振、下痢、便祕、關節炎、老人斑、皺紋、發麻、燥熱、脈搏慢弱、腳步沉重等等。其他尚有許多疾病也是因為「虛寒」

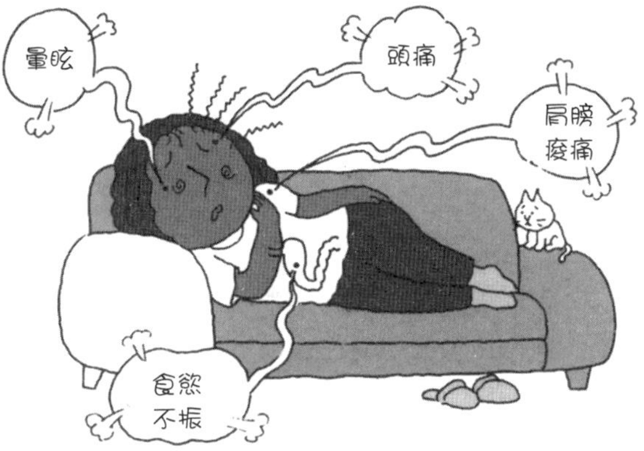

虛寒是身體的大敵

所引起，譬如長時間持續「虛寒」狀態，會使得血管不自然收縮，腦內的視床下部機能無法正常運作，如此便容易使人腦神經遲鈍老化，進而形成癡呆症。

容易虛寒的現代人

生活在現代文明社會的大多數人，不論夏天、冬天，因為使用冷暖空調，整天都是生活在人工刻意營造的環境內。但是我們身體的構造，對於冷熱的變化，自有著自律調整應對的能力。例如春夏間，覆蓋在身體表面的皮膚，會為了可能因悶熱而大量流汗做好準備。但實際上，現代人生活在開有冷氣的清涼房子內，正常狀態下，人體需要調解、釋放熱能時，卻因熱能無處釋放而使得身體處於急需熱源加熱，以便釋放熱能的狀態。一旦走出戶外，卻又馬上感到暑熱難熬，這樣的環境對人體來說並非是件好事。此外，自然界當季盛產的食物，對於同處地球的生物而言，亦有著特殊的意義。夏天的番茄、西瓜、小黃瓜等清涼退火的蔬果，都曾陪我們渡過炎炎夏日。但隨著栽培科技日新月異，大部分蔬果一年四季不論何時都可輕鬆買到，常令人搞不清楚，哪一種才是當季盛產的蔬果。所以即使在冬天，也常常會不知不覺地吃進許多夏天盛產、屬性涼冷的食物。

日常生活中，到處充斥著讓身體產生「虛寒」的事物。很多女性身體有「虛寒」問題，但又喜歡隨著時興流行，即使是冬天也僅穿著清涼的迷你裙，輕薄的內襯衣褲，加上足蹬高跟鞋，這都是助長「虛寒」的原因，這類穿著對身體健康可說是百害而無一益。

另外值得探討的是，文明社會中孩童的「虛寒」問題，如同閩南語中的俏皮話「囡仔尻川三斗火」（小孩子屁股熱呼呼的像有三把火）。小孩子的體溫通常較高，37℃左右是理所當然的事。但實際上不然，體溫低下，甚至低到34℃左右的兒童也不在少數。這是因為飲食習慣、生活環境的改變所引起——攝取過多的清涼飲料；不管什麼季節，只食用自己偏好的食物；習慣生活在有冷暖空調的環境等等。而且現在的兒童，不像以前的小孩子，穿著長褲、長襪或綿毛系列的褲子。即使在冬天，為了美觀，也是穿著短褲、短襪，夏天也沒有像以前那樣，包裹著圍兜入寢。隨著時間累積，慢慢地身體自然就成了虛寒狀態。

虛寒不僅對身體會有不良影響，對精神也有負面影響。虛寒總使人覺得不愉快、心情沉重，嚴重者更會因此成了憂鬱症患者。「虛寒」對於社會各層面皆有深遠的影響，連乍看毫無關連的兒童世界裡，受虐兒、自殺的問題都和「虛寒症」脫不了關係。身體冰冷的人，外表看起來就是冷酷無情，內心深處也會因身體關係而自顧不暇，處理事情有氣無力，對於其他人事物必然欠缺關心、熱情，任何事物也就只能冷漠以對。

如何檢驗身體的「虛寒」

現在一年四季，想吃什麼都可以吃到。但是從預防身體「虛寒」的觀點來看，在冬天裡屬性涼冷的食物，即便是再怎麼喜歡的美食，一旦飲食過量，必會對身體健康有不良的影響。「虛寒」是健康的大敵，如果在飲食上略加留意，就能有一定程度的改善。下列舉例說明屬性溫熱的食物和屬性涼冷的食物，請自己檢驗一下有沒有食用過多屬性涼冷的食物。

◆屬性溫熱的食物

特徵	代表物
生長在地面下	根莖類（牛蒡、蘿蔔等）、芋頭、蔥的白色部分等
經過發酵	味噌、乳酪、酸乳酪（養樂多）等
添加食鹽	鹽醃漬、味噌醃漬、魚乾、肉等
未經精白處理	糙米、粗鹽等

◆屬性冷的食物

特徵	代表物
地面上生長出來	水果、蔬果、葉菜類等
動物性脂肪	肥肉等
嗜好品	酒、香菸、香辛料等
南洋的水果	芒果、香蕉等

以蔬果來說，應該是屬性涼冷或溫熱的那一類？只要想想，此蔬果是在夏天或是冬天採收即可。本來夏季盛產的蔬果，就非常適合夏天消暑食用，因此，夏季盛產的蔬果就是屬性涼冷的食物；反之，冬天的蔬果即屬溫熱。世界上各種民族的流行料理也是一樣的道理，地處炎熱地帶的國家，攝取的食物常有消暑的退火作用，連咖哩或使用香辛料做成的各式料理食物，都歸類在屬性涼冷的食物。所以說對身體「虛寒」的人而言，太過辛辣的食物還是少吃為妙。

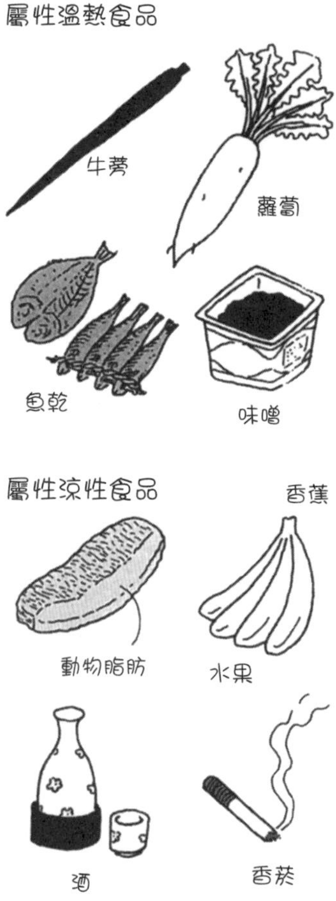

屬性溫熱、涼冷食品

平時應避免美味甜食、冰品、碳酸飲料，改飲用溫熱開水。應多多善用辛香調味食材，如眾所皆知的溫熱食材：蔥、薑、蒜、辣椒、香菜（芫荽）來調味，中和一些寒性食物。

多食用①香菇等菇類，因其內含多醣物質，對打擊癌細胞的生長與轉移，提升自癒免疫力，具有相當功效。②海藻、秋葵、山藥、納豆等，粘連、黏黏的還牽絲，內含黏蛋白（Mucin），能滋潤胃壁、促進消化，經胃再送入腸道時，因黏蛋白作用，包裹著食物，讓糖分慢慢地被吸收，因此飯後血糖不會快速上升，能良好調控血糖。③大豆食品內含異黃酮（Isoflavones），是種天然荷爾蒙，被公認有防癌、豐胸效果。④花椰菜等綠黃色蔬菜，內含槲皮素、類黃酮等，都具有抗炎、抗癌效果。⑤番茄雖性微寒，但加熱後的茄紅素具高抗氧化成分，能消除人體內自由基，有效預防血管阻塞、硬化。⑥胡蘿蔔、南瓜等內含豐富β胡蘿蔔素，能增強人體免疫力。⑦黑木耳含有類核酸等成分，能降低血液黏稠度，預防血栓形成，有益心、腦、血管的保健、使血流暢通。⑧洋蔥的鈣含量高，可強化骨骼，預防骨質酥鬆症。其硫化合物，有助於降血脂，有抗老化、防癌等效果。

古人常說：「食療同源」我們應瞭解食物特性，活用食材，進而溫熱身體，吃出健康。

看起來不像，實際上卻是「虛寒」

如果知道「虛寒」是萬病根源的人，一旦身體察覺到「虛寒」，必然會為了健康而穿著較厚重衣物、食用屬性較溫熱的食物，慎重注意改善自己的生活習慣。即便如此，人體內還是潛藏著麻煩、難以應付的非自覺性「虛寒」。因「虛寒」而引起虛火上升的問題，看起來似乎和虛寒無關，但是身體內卻還是有許多「虛寒」的問題。

例如整天站著工作或有貧血傾向的人，到了晚上會因身體處於虛寒、過度疲勞的狀態，使得睡覺時身體常燥熱而無法入眠。因此縱使現在身體感到溫熱，暫時和虛寒沒有關連的人，也必須瞭解「虛寒」

對人體的可怕影響。

首先說明「虛寒而引起的虛火上升」症狀。該症狀是全身會感覺像發燒發熱，這是因為身體內部已自動啟動發熱系統，以驅趕、處理體內的虛寒問題。如自律系統未能有效處理「虛寒」問題，且放任不處理，身體自律系統不論再怎麼發熱，也無法將體內的「虛寒」完全趕出體外，接踵而來的便是令人感到如同被惡夢魘住的「虛寒」感。對於這類型人來說，身體若不立刻補充適當充足的熱能，將會嚴重影響身體的健康。

那麼如果不是「虛寒」的人又是什麼狀態？擁有「虛寒」症狀的人，俗稱陰性體質，而沒有「虛寒」症狀的人，俗稱陽性體質，這類人擁有充分的熱能和營養，沒有因「虛寒」而遭受困惱。但是吃的過飽、攝取太多營養，又會產生什麼狀況呢？倘若營養過剩，脂肪物質產生的膽固醇便會附著在血管內壁而造成動脈硬化，進而形成容易罹患糖尿病、癌症的體質。

陽性體質卻偏好美食的人，也極可能轉為「虛寒」的體質。怎麼說呢？進食的東西，對人體而言是產生活動力的來源，但是若未能充分使用這些能源，過剩的營養大量囤積體內，會引起人體自律系統失調。如持續未能改善，將導致身體機能嚴重退化，最後自律系統可能連維持身體所需的基本熱能都沒有辦法提供。這是因為過剩的營養，會轉變成危害身體健康的代謝物質，如未能及時排出體外，便會使得體內循環系統失調，使身體變成「虛寒」狀態。「虛寒而引起虛火上升」和陽性體質的「虛寒」問題，都是非自覺性的「虛寒」症狀，所以即使是健康的人也應隨時持續關注自身的「虛寒」狀態，調整自身的飲食、起居習慣。

大多數女性「虛寒」的原因

所有「虛寒」體質中，女性占了絕大多數，主要原因是女性比男性擁有較多的脂肪，而脂肪組織內的血管通常較為纖細，使得血流難以到達組織的各個角落。所以有「虛寒」問題的女性，只要氣溫稍有變化，身體就會立刻感到寒冷不適。「虛寒」使得血流不暢，大腸和子宮、卵巢等便處於低溫狀態。而且下腹部的器官，也不能像手腳般自由運動，所以一旦「虛寒」、血液循環不良，內臟器官機能便受影響，降低新陳代謝的功能。此外，前面提及的環境因素，加上流行時尚、美觀的優先考量，女性大多穿著較不保暖的衣物，使得下半身、腰部容易著涼受凍，久而久之便成了慢性的「虛寒症」。一般女性大都擁有上述容易成為「虛寒症」的條件，所以女性對於「虛寒」顯得特別敏感。

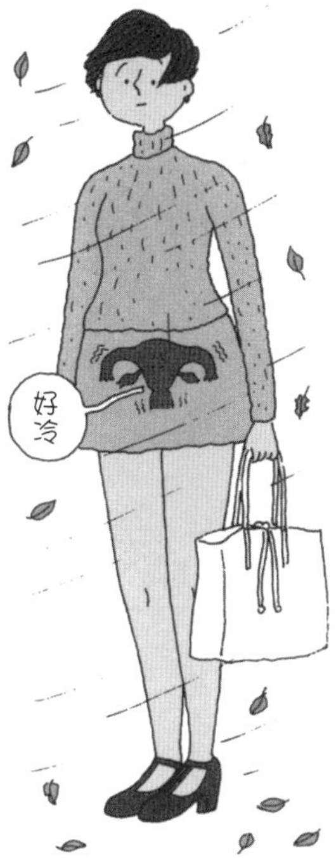

女性的身體較易虛寒

「虛寒」所引起的種種疾病

「虛寒」「水」及「疼痛」有著很深的關係

患有風濕症的人，在寒冷或潮濕的下雨天，身體會產生劇烈疼痛。偏頭痛患者，隨著天寒、氣候不佳，疼痛也會伴隨而來。以前的挫傷等舊傷疼痛的發生，首要原因也是雨天或陰冷的天候變化。又如膝蓋部分積存水（濕氣）成了膝蓋疼痛的主因；睡覺著涼引起的肚子痛、腹瀉；冷氣太強、過度使用電風扇產生的頭痛，這些問題都和「虛寒」有關。

然而「虛寒」和疼痛、水有著怎樣很深的關係呢？這裡指的水便是一般說的濕氣。身體著涼，體內水分便會過多。例如因肚子著涼而腹瀉，就是因為身體自律系統為了保護身體機能，加速提升體溫，而將體內多餘的水分排出體外所造成的現象。但自律系統調節過當時，伴隨著腹瀉疼痛，便會產生脫水症狀，反而引起身體發燒，這是人體自律系統告知身體必須立刻補充水分，自然反射的表達方式。腹瀉伴隨著難耐的疼痛，若能使腹部保持溫熱，疼痛便會馬上有所改善。在肚子容易著涼的夏天裡，至今仍流有圍著肚兜入寢的習慣，可說是人類傳統的生活智慧。

過敏為「虛寒」的出水現象

過敏有很多種類，例如過敏性皮膚炎、打噴嚏流鼻水、過敏性鼻炎，春天時令許多人苦惱的花粉症，以及氣喘、濕疹都是因過敏而引起的。中醫漢方學說將過敏症比喻成「水毒症」。如同字義一樣，過敏是因體內積存危害健康的「水分毒素」。的確，過敏症就是將體內「水分毒素」排出的一種現象而已。過敏性皮膚炎的患者，皮膚表面

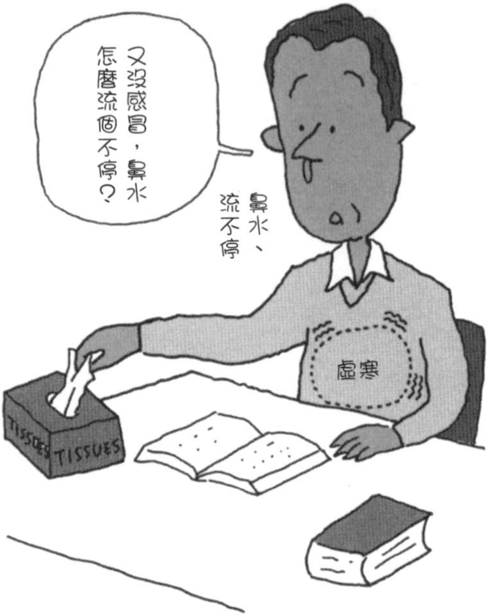
又沒感冒，鼻水怎麼流個不停？
鼻水、流不停
虛寒
TISSUES
TISSUES

過敏也和虛寒有關

斑紅泛水、一塌糊塗、不堪入目；過敏性鼻炎會無止境地流鼻水；因氣喘而接連不斷地咳痰；因花粉症而淚水、鼻水不斷等過敏現象，這些存在體內的過敏水毒，形成主因大都是來自身體「虛寒」的問題。

最近很多有過敏性皮膚炎的兒童，大都有偏好白砂糖、攝取過多清涼飲料，以及食用屬性涼冷如香瓜、香蕉、芒果等食物的習性。不停進食、飲用屬性涼冷的食物，只會使過敏現象更加惡化。又如氣喘容易發生在氣溫較低的黎明拂曉時段，這也是和身體「虛寒」有關。

一般過敏現象的發生，大都是因為身體自律系統拚命想把水分排出體外。那麼難道沒有其他方法，既不會造成身體發燒，又能將身體的毒水排出體外嗎？其實很簡單，只要把身體加熱升溫，讓水毒蒸發排出體外即可。

人體有很多原因不明的發燒現象，都是由「虛寒」所引起的。此時，請不要進食屬性涼冷食物，提升並保持暖和的體溫，體內的汗水或尿液等多餘的廢棄水分，便會自然排出體外。

神經痛、生理痛、偏頭痛和「虛寒」的關係

神經痛、關節痛、風濕痛等，常會因天寒和濕氣而加倍疼痛。特別是風濕，嚴重時更是腫脹疼痛難耐，令人痛苦不已。有風濕病症的

通常以女性居多，但近來男性患者也漸漸增加中。其實不論男女，患者多屬陰性體質，亦即「虛寒」患者。假設感覺上沒有任何「虛寒症」的問題，卻有風濕或神經痛，就必須從檢驗自身的生活習慣做起，看看是否吃了過多屬性涼冷的食物，或生活環境容易造成人體虛寒。

至於僅有女性才知道的疼痛，即一般所謂的生理痛。有些人完全不在乎，但是有些人卻感到非常難受，有時甚至會痛得連站都站不起來，這類生理疼痛仍然以患有「虛寒症」的人居多。此外，頭痛有很多種原因，雖然沒有感冒，但是只要寒冷、氣候多變就會頭痛，那就可能是「虛寒症」的患者。

上述的種種疼痛，縱然是服藥治療也無法立刻根治，而且服用化學藥品在人體內也會引起「虛寒」問題。感冒發燒、著涼腹瀉，這時若服用解熱退燒或止瀉藥，大都可立刻改善症狀，但背後卻潛藏著許多副作用。關於藥物的服用，即使外行人也知道要加以節制。總而言之，從去除病因的根源——「虛寒」著手才是上策。

暈眩、耳鳴、高血壓、浮腫等疾病的原因

人體內60％以上是水分，水對生命來說是非常重要的要素。但是，對身體這麼重要的水分，體內積蓄太多卻會對人體產生種種問題。例如「浮腫」即是皮下組織積水的問題。

好比心臟的收縮運動使血液得以流動，營養便靠著血流傳送至身體各處，但若其中水分過多，會加速血液的輸送，增加心臟的負擔，對於心臟病患反而不是一件好事。而且血液中過多的水分，會加重血管壓力，反使血壓升高。因此高血壓的對策處方，常運用到利尿劑，因為對高血壓患者而言，必須排出體內多餘的水分。

此外，暈眩、耳鳴亦多和「虛寒」、水分過多有關，暈眩和耳鳴常是因為耳朵內耳部分的淋巴液過多所引起。內耳淋巴液的作用是掌管人體平衡感覺。如果淋巴液過多，身體只要稍微有一點晃動，便會有失去平衡的感覺，進而引起暈眩、耳鳴等現象。此類病患只要在耳

朵周圍保持暖和，症狀往往就會減輕許多。

壓力、胃潰瘍和虛寒的關係

胃腸病亦常伴隨著「虛寒」發生，例如腸胃病的原因，很多是因為胃潰瘍、工作壓力、精神緊張而引起的壓力，血管收縮失調，自然會影響血液循環，不良的血液循環，便會造成身體溫度的下降。

漸漸地連胃、腸、身體全都會進入「虛寒」狀態。如果血流不暢，循環非常不好，更會引起腹痛。這是因為腸子未能充分蠕動、活動力不足所造成。此時，如能在腰部圍肚兜、懷爐等，提高肚子的溫度，或補充溫熱食物，促進胃、腸的血液順暢，如此一來，就會很快地改善上述症狀。

至於神經緊繃、壓力過重和臉色蒼白、胃腸不好的人。這兩種類型的人形成原因都一樣，就是「虛寒」。「虛寒」常會形成腸胃疾病，遭受「虛寒」困擾的人，往往血流不順、心情不好、感覺不舒服、加上生活壓力，長期下來，常會間接地引起身體其他病變。

動脈硬化也和「虛寒」有關

說到動脈硬化，便令人聯想到膽固醇。食用過多的蛋類、肉品、乳製品等動物性脂肪，且運動不足，會使得血管中剩餘的膽固醇、中性脂肪，不斷囤積。久而久之，便會造成血管動脈阻塞的問題。

終日飽食的文明社會裡，不僅大人有動脈硬化問題，就連小孩都有這類問題。特別是兒童的體溫有愈來愈低的傾向。身體在低溫下，酵素活動力便會減緩，使得膽固醇或中性脂肪，燃燒轉換成能源的機能減低，於是小孩子沒有充足動力來源，精神自然萎靡不振。

嘴饞貪吃的小孩、肥胖的兒童，體內也都潛藏著「虛寒」問題。當小孩偏好冰冷、甘甜食物、油膩的糕點、點心，身為父母的人便要多加留心注意。當然大人也一樣，經常飲用清涼飲料或啤酒等，易使身體「虛寒」，燃燒體內脂肪的機能退化，加上食用高熱量、膽固醇

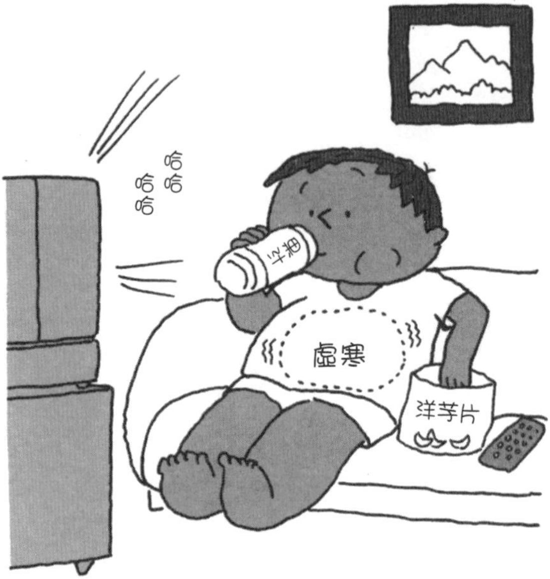

要注意避免食用冰冷、油膩食物

過高的食物，如此很容易造成動脈硬化等血管疾病。

醫治「虛寒」、解除便祕問題

千萬不要輕忽便祕的問題。和腹瀉一樣，持續便祕的原因也是「虛寒」。便祕和大腸、肺、腹膜異常有關。腹膜如同體內用以附著在內臟的袋子，血流一旦不順，虛寒的腹膜會使得內臟機能降低，所表現出來的症狀之一，便是便祕。

便祕時，腸道內的阿摩尼亞（氨）或石炭酸（phenol）等廢棄物質，會藉由血液回送到肝臟。這麼一來，肝臟又要處理這些廢棄物，加重了肝臟負擔，影響所及，便會出現如頭痛、青春痘、胃的不適感等症狀，嚴重時還會轉化成糖尿病、癌症。

大家都知道，便祕的人需攝取大量膳食纖維，飲用大量冰水來促進腸子蠕動。但是卻少有人想去瞭解對於便祕的根本治療——阻斷「虛寒」的方法。

前述「虛寒」會致使血流不暢，血液循環不良又會使得下腹部的內臟失調，所以只要消除「虛寒」，使血流循環順暢，新陳代謝良好，身體自然就沒有便祕的問題。如此說來，飲用大量冰水以改善便祕的處理方式，對人體而言並不是最好的方法。

手腳麻痺是「虛寒」的危險信號

人體內到處布滿著血管，如連接成一條長管，實際上的長度足足可繞地球兩圈那麼長。而且這麼長的血管，血液循環速度，快得令人驚奇，僅需一～二分鐘便能繞行身體一周。

人體的細胞組織會不斷藉著血液循環輸送養分，一旦營養不足，會使細胞機能低下，產生血管荒蕪現象。血液如在某個地方停滯下來，凝結成塊，就成了所謂的血栓；血栓漸漸變大，阻塞血管，便成了血栓瘤。血栓瘤和先前探討過的動脈硬化一樣，一般人都無法察覺這些潛藏在體內的問題。但這些症狀發病前是有前兆可尋的，那就是頭痛或是手腳麻痺。

遭受涼冷時，體內細小血管收縮，常會發生暫時性抽筋現象，血流也可能停止。這種痙攣現象，如發生在頭部，就會感覺頭痛、手腳麻痺。嚴重的還會產生腦梗塞或腦血栓症狀，危及生命安全。

正因如此，平時就常反覆不斷頭痛、手腳麻痺的人。應該立即自我檢驗，看看有沒有「虛寒」的問題。

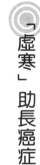

「虛寒」助長癌症

癌症細胞不問男女老幼、身體部位，會在不知不覺中侵蝕人體的組織。形成癌症的原因很多，且常是重疊複合的。雖然現今對於癌症尚無完美無缺的預防方法，但可知的一點是，癌細胞很怕熱。

世上有許多稀奇古怪的事，例如感冒或是不明原因發高燒的癌症病患，在熟睡期間，症狀竟然減輕許多。依據美國醫師謝羅利先生的調查報告，針對四五〇位癌症自然痊癒者所做的數據調查分析，令人驚訝，裡面竟有一五〇人，在癌症治療期間內，有過高熱發燒的症狀。正因為癌細胞是種低溫怕熱的組織，因此就算再厲害的癌細胞，在42℃以上的溫度也無法存活。癌細胞能潛藏在任何健康的體內，身體健康時，癌細胞不能發揮作用，便和人體和平相處。但當人體免疫系統

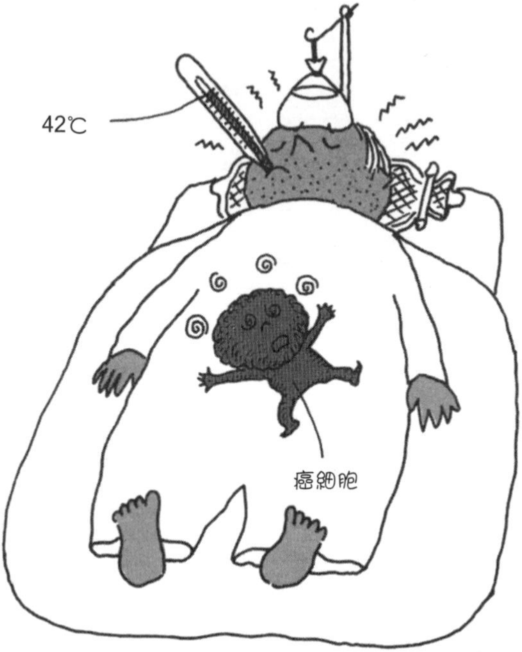

癌細胞怕熱

衰弱，癌細胞便會快速增加，倍數成長。

這裡突顯了一個問題，那就是「虛寒」和「癌症」有著密切的關連。因為「虛寒」導致身體免疫機能衰退，這正是癌症產生的主要原因之一。「虛寒」常存在自癒力低下的身體，對於怕熱的癌細胞而言，這可是提供一個能夠安心橫行霸道、為所欲為的理想生長環境。

討論到此，從許多地方來看，「虛寒」對於身體有種種危害。即使連看起來和「虛寒」毫無關連的兒童，都和其病因的根本所在「虛寒」有著連帶關係。所以驅除虛寒、維護健康，沒有什麼比使身體溫暖這件事更重要。同時不要忘了保持頭冷腳熱的狀態。

至於該用什麼方法來溫暖保健身體，在後面的章節裡會有詳細的說明。本章僅討論到身體「虛寒」時，身體自律系統的發熱功能。接下來在討論如何提升體溫，維護健康之前，會先探討和健康有密切關連的事物，以及它們和虛寒的關係。例如體內溫暖時，便會消耗很多的氧。所以虛寒和氧的消耗量，有著密切的關係。氧雖然是生物生存上不可欠缺的物質，但卻會產生另一個問題。因為氧在身體內會產生一種毒性非常強烈的「活性氧」物質，危害身體健康。在下一章，我們將會再對「活性氧」做進一步的討論。

第　二　章

身體的大敵——活性氧

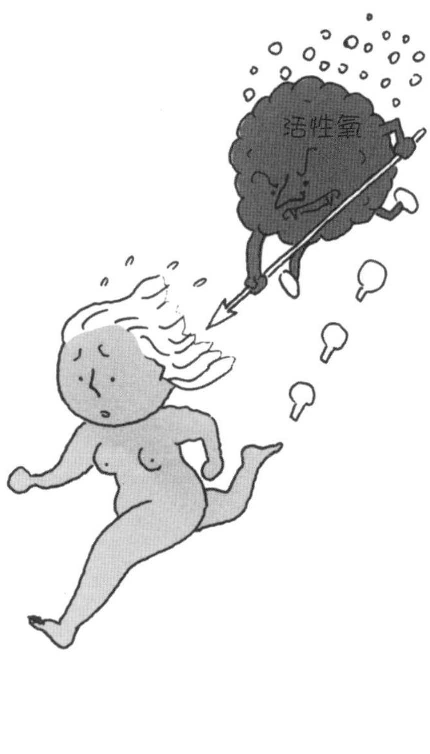

活性氧是什麼？

活性氧是什麼？一般人稱之為自由基。可能已有部分人知道，但多數人仍不知道它是什麼。最近，愈來愈多的人接觸認識到活性氧，知道活性氧（自由基）對於人體非常重要。這是因為活性氧能提供線索，解開生物為何老化、死亡之謎。只要能去除活性氧中的有害部分，善加利用它的優點，必能增進人類健康和延長壽命。但是活性氧到底是什麼物質呢？

氧氣是一把雙刃劍

氧和活性氧，從字義看來一樣，是屬同一類物質。誰都知道空氣中含有氧氣，若沒有氧，不但動植物無法生活、成長，就連火也沒辦法燃燒。如此，為萬物所需，生物賴以為生的氧，卻也同時製造了許多有害物質，使生物產生老化死亡等問題。

氧，令人很難相信，它就像劍一樣，兩面帶刃。事實上，氧是種毒性非常強烈的物質。例如我們呼吸的空氣，大氣層中的氧氣濃度，大概只占21％。如果處於氧氣濃度很高的環境中，植物便無法萌芽，很快就會枯萎凋謝。如果是動物，必然壽命縮短，提早死亡。即使是人類，也會產生呼吸困難、頭痛、嘔吐等現象。但若處於氧氣稀薄的高山，人們又會出現高山症，頭暈目眩、頭痛等現象。所以氧氣的濃度過高、過低對於生物都不好。

例如從前，早產兒的照護常會藉助於供應早產兒很多氧氣，以增加其存活機率，卻也反而因過多的氧氣使早產兒產生視網膜症，造成失明等醫療上重大問題。

日常生活中，也是到處可見氧的害處。譬如氧化產生鐵銹；蘋果的切片表面，也因氧化而變成茶褐色。不僅是鐵、水果而已，各種物

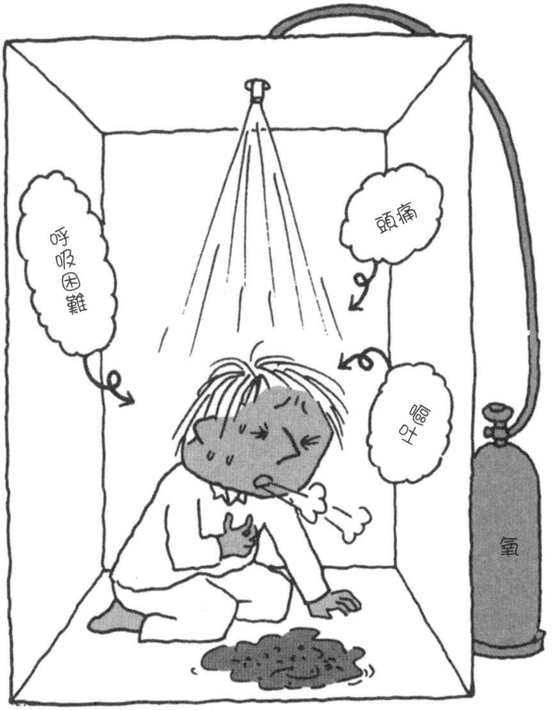

氧氣過多具有毒性

質都同樣存有氧化問題。很多東西都會因氧化而毀壞，許多人都知道不可用氧化的老舊油品來調理食物，或者食品內裝時，最好不要加入氧化防腐劑。於是我們對於人體內的氧，做更進一步的研究，發現氧若是以活性氧狀態存在人體，便是具有毒性、會給人體帶來嚴重傷害的物質。

自由基和活性氧

自由基（Free Radical）和活性氧，一般認為是同樣的物質。但是嚴格來說，活性氧只是許多自由基中的一種而已。自由基在日語裡就是所謂的遊離基。Free是「自由的」的意思，Radical是「過激的」的意思。這是因為在體內會不斷產生自由基，引起過分激烈的活動，常給人體帶來許多負面影響。

接著說明一些令人較難以瞭解的自由基問題。在這個世界裡，任何物質，都是以原子為基本單位組合而成。而原子是由質子和中子組成的原子核，加上在原子核周圍、固定軌道上環繞運行的電子所構成。電子在固定軌道上，本來如同夫婦般，具有成雙成對的正負電子相對迴轉的特性，但是有時也會發生僅有一個電子在軌道上迴轉的情形。這種不成對電子，是擁有單獨電子的原子或分子，也就是所謂的自由

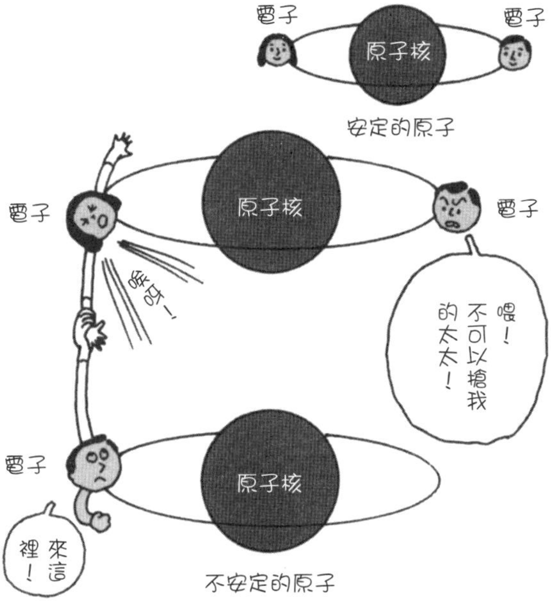

自由基會強奪其他物質的電子

基。

自由基會發生過激現象，就好比獨身者，去強奪其他夫婦的另一半，成為自己的伴侶。總而言之，自由基就是會去搶奪安定狀態原子裡的電子，這稱為自由基的反應。當然此一過程中也會發生問題，自由基產生的代表物就是活性氧。平常我們呼吸時，吸入的氧是三重氧（$^3O_2$）的一種物質。活性氧是由空氣中的氧產生更活潑、更強的物質，其中存在較有問題的四類活性氧如下：

「氧自由基」（O_2^-）Superoxide 為極強之氧化劑，可與水產生劇烈反應，形成超氧化物。

「過氧化氫」hydrogen peroxide（H_2O_2）俗稱雙氧水，一般指含過氧化氫3％的水溶液。

「氫氧自由基」（OH^-）會形成hydroxide radical氫氧化物，即含OH根的化合物。

「單一態氧」（$^1O_2$）一重氧。

這些活性氧搶奪其他原子中電子而產生的自由基現象，常會造成生物體內的種種障礙問題。

首先，第一種活性氧——「氧自由基」，是氧的結構多了一價的電子。擁有一個單獨電子的自由基，存在細胞內的時間非常短，馬上就消逝無蹤。但是這麼短的時間內，氧自由基會使得細胞核發生作用，破壞正常細胞，致使生成癌症。因細胞膜的不飽和脂肪酸反應作用，形成過氧化脂質，造成細胞機能失調，進而造成種種不良問題。「氧自由基」的氧化能力，比起我們平常呼吸大氣層中的氧，強過數千倍。而且這種物質從不間斷地，在我們體內由粒線體製造生產。

第二種是「過氧化氫」，即前面的「氧自由基」去除了SOD的活性氧物質。是在緩和毒性的過程中，產生化學反應的物質。我們受傷消毒時用的Hydrogen（雙氧水），便是這種過氧化氫。過氧化氫，並不持有不成對電子，嚴格來說，它不是離子基態，是個安定的物質，且本身也沒有很強的殺菌能力。但是當鐵離子、銅離子通過細胞膜，進入人體，與其引起化學反應，就會產生最強的活性氧物質——氫氧自由基。

第三種「氫氧自由基」，是種毒性強烈的活性氧，會破壞生物的組織，造成嚴重傷害。過氧化氫在起化學作用時，氫氧自由基便會持有不成對電子，成為真正的自由基。當人體受到氫氧自由基的攻擊，便會因基因的結構，引起DNA突變，形成癌細胞。而不飽和脂肪酸亦會變成過氧化脂質，過氧化脂質本身即是種很強、很活潑的自由基，會不斷產生連鎖反應，侵蝕周圍的細胞。

最後討論的是「單一態氧」。例如好天氣曬棉被時的消毒作用，其中消滅棉被中細菌的殺手就是「單一態氧」。「單一態氧」同樣未持有不成對電子（unpaired election），嚴格來說，不可稱為自由基。但是單一態氧依然有奪去其他原子中電子的性質，而且毒性遠超過大氣中的氧，非一般生物所能承受。單一態氧能殺死棉被各個角落的細菌，當然有毒性。它寄宿在人類皮膚時，會破壞細胞成為成人病、癌症的發生源。即使在尚未發病前，也會使皮膚提早老化。

整天都在大太陽下工作的人，全身因烈日曝曬發黑，易形成皺紋，看起來會比實際年齡還老，這是因為紫外線的關係。進一步詳細地說，這也是「單一態氧」所造成的。

上述四種活性氧常被提及討論研究，其中特別是惡名昭彰的氧自由基。然而自由基和活性氧，嚴格來說並不全部相同，但是近年來在媒體報章雜誌上，不斷介紹、報導這四種活性氧的危害，並都稱之為自由基。所以對一般人而言，會將自由基和活性氧認為是相同的物質。

身體週遭許多形成活性氧的原因

活性氧始終伺機而動，準備傷害人們。和氧一樣，活性氧也如同劍一般，兩邊帶刃。從好的方面來說，活性氧因具有強毒，能殺死入侵體內的細菌，多虧了它，生物才能退治外敵，使生命得以維持。但是活性氧在自己寄生的肉體內也會產生毒素，退治外敵的同時，也在毀滅自身的肉體。

這樣的活性氧為何會在我們體內不斷產生呢？

這可歸究於活性氧的一種發生源——巨噬細胞。巨噬細胞為了保護身體健康，抵禦外敵，會吞食入侵的細菌。巨噬細胞一旦遭受種種刺激，便會產生活性氧。活性氧殺死細菌是件好事，但是，如同接下來討論的太陽光及壓力等的刺激一樣，活性氧的產生，其結果亦已開始侵害人體了。但活性氧又會和細胞中粒線體（mitochondria）的物質產生化學反應作用，製造我們生存所必需的能源。

此外，我們也不得不重視活性氧發生的原因，如身體處於虛血狀態（血流組織機能低下、中途停頓不暢、貧血狀態）時，細胞組織便會產生活性氧；又如虛血狀態解除，血流再次開始流通時，活性氧亦會大量產生。其他體內也有會產生活性氧的組織、結構，總之活性氧研究是門較新的學問，其構造、成因至今尚未完全解明。

活性氧產生的原因主要來自刺激，日常生活中毫無疑問，有太多太多、多得令人驚奇的刺激因素。例如：

- 身體某部分發炎時
- 發怒、刺激震撼、恐怖、興奮等感到強烈的壓力時

・太陽光線照射時
・食用食品添加物或魚干、鰹魚干、奶油花生等食品時
・食用植物油時
・飲用自來水時
・接觸到汽機車排放的廢氣、香菸味時
・做激烈運動時

此外，癌症也會促使發生活性氧，因組織細胞異常而引起癌症時，異常細胞會大量繁殖，對病原體進行猛攻。巨噬細胞是一種好中性球，即會促使產生活性氧。而強大的壓力、降腎上腺素（noradrenaline）等，會在體內分泌毒性很強的荷爾蒙，人體為了去除這類分泌物，在代謝過程中也會產生活性氧。

至於太陽光線對人體的刺激，具體來說就是紫外線。紫外線會促使細胞產生「單一態氧」。而含有大量食品添加物或過氧化脂質的食物、自來水中為了消毒添加氯而產生的三鹵素甲烷（trihalo methane）、空氣中的二氧化碳、廢氣、香菸的煙裡所含的一氧化碳等，一旦進入人體，都會產生活性氧。其他如運動過度、攝取過量氧化物，也會大量產生活性氧。

如此看來，處於文明社會裡，我們的身體週遭，到處充斥著活性氧的發生源。即使想盡各種方法要一一排除這些發生源，卻怎麼也不可能做到。所以，隨著日子一天天過，一般人只能任由活性氧不斷增加。自來水中三鹵甲烷、公害排放的廢氣、食品添加物等，在以前所處的生活環境內，都沒有這些有害物質。隨著文明進化腳步，愈是現代化的地方，活性氧的威脅愈見嚴重。如此看來，對於一味追求安逸現代化生活的我們而言，無疑是一個重大的諷刺。

在活性氧中維護身體健康

SOD消除活性氧

活性氧擁有非常強的毒性，而人一生下來，就注定和活性氧脫離不了關係，必須接連不斷受到活性氧的迫害。雖然如此，人之所以能活下來，是因為人的身體構造如同其他生物一樣，還是得不斷呼吸，非依賴氧氣不可。面對同時也是毒素的氧，身體為了抗氧化會形成抵禦毒素的保護系統，使身體只吸取必要的氧，一旦氧形成危害人體的毒素時，便將它排出體外。如此的自然防護系統，在從前尚未出現人類時，地球上的生物便是經過不斷演變進化，才擁有這種體內的自然防護系統。

一種稱為SOD的酵素能抵禦活性氧毒素，保護生物。SOD是superoxide dismutase的簡稱（過氧化物歧化酶，是一種能將氧自由基還原為過氧化氫的酶，它是種酸性蛋白，普遍存在於需氧化物中，能清除生物氧化產生的超氧陰離子，進而達到保護細胞的作用），其字義上即有消除超氧化物的意思。

SOD普遍存在於一般生物體內，活化的SOD和動物的壽命有相當微妙的關係，即使人類也是如此。大多數看起來比實際年齡還年輕的人體內多半有許多SOD，相反地，看起來較老的人，體內的SOD通常都很少。

活性氧和人類的老化關係研究至今，有許多學說都認定活性氧就是造成老化的主因，在美國甚至已經可以買到用SOD製成的抗老化營養補助食品。雖然目前沒有與SOD相關的飲食藥物，但食物中常被一般人認為是養生膳食的大豆、芝麻、茶、胚芽等，都有助於體內產生SOD，尤其是高齡者更應多加攝取，以改善體質，延緩老化。

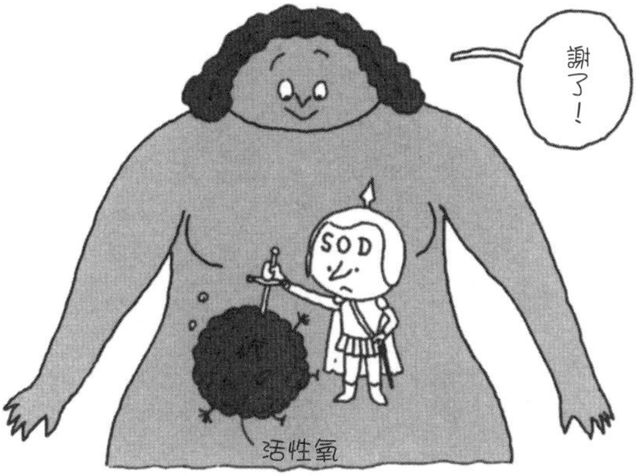

SOD 能對抗活性氧、保護身體

SOD存在於體內細胞中，是一種結合多種金屬成分的酵素。其成分包含了錳、銅、亞鉛、鐵等，身體不能自行製造這些金屬成分，必須從食物中攝取。

那麼，是不是只有SOD能消化去除體內活性氧呢？

目前所知，維生素E及維生素C都有消除活性氧的功能。維生素E及C具有將自己的電子價給活性氧，以去除活性氧，活化激分子的特性；特別是維生素E能防阻體內產生過氧化脂質，所以維生素E常被形容成美容養顏聖品、返老還童的仙丹。

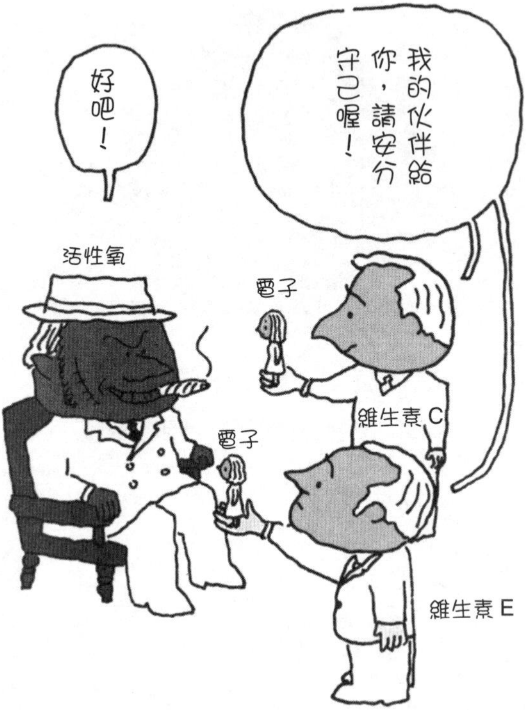
我的伙伴給你，請安分守己喔！
好吧！
活性氧
電子
電子
維生素C
維生素E

維生素 E、C 可抑制活性氧

β胡蘿蔔素對於活性氧所帶來的傷害，也有防治作用。說到β胡蘿蔔素常會令人聯想到紅蘿蔔或是南瓜，這類含有維生素A並具有防癌功效的食物，就是因為它能有效防阻產生對人體有害的活性氧。

這些能消除

活性氧的物質，歸納起來合稱為「活性氧Scavenger（清除者）」Scavenger字義上即是清道夫的意思。此外，近來成為熱門討論話題的「負離子」，也是活性氧清除者之一，負離子在下一章將有更詳細的介紹和討論。因為有活性氧清除者的緣故，所以我們的身體即使產生了活性氧，也能抑制其產生的毒性。

但是當身體防禦力低，活性氧失去平衡，活性氧便會露出本來面目，開始引發各種疾病。活性氧就是如此無時無刻、不眠不休地產生，和人類緊密連接在一起。尤其是人一旦過了四十歲，體內製造SOD的機能便開始快速退化，變成很容易形成癌症和各種成人病的體質。加上自然界有許多有害健康的事物，例如炎熱夏天在沙灘上曝曬；日夜顛倒，應該睡覺休息的時候，依然辛勤工作以及不斷食用含有添加物的食品，如此一來將引起活性氧大量增加，無論再怎麼努力攝取維生素或β胡蘿蔔素，身體機能也來不及消除。因此對於自身的健康，我們不得不注意，潛藏在我們生活週遭、威脅人體健康的危險事物。

大量消耗氧對身體無益

為了健康，許多人熱衷於運動，雖然運動有益健康，但也必須方法正確、適量，否則反而會造反效果，傷害身體。特別是激烈的運動，對健康而言非常不好。曾有人做過一個實驗，將蒼蠅分別放置在大容器和小容器中，結果令人吃驚的是，放置在較小容器中的蒼蠅竟然比放置在大容器的蒼蠅長壽。因為在大容器中的蒼蠅運動量較大，氧的消耗量也較多，因此產生了很多活性氧，所以壽命也相對縮短了。

看了上述的實驗報告後，不禁令人懷疑，難道我們為了健康長壽，連呼吸也要節制嗎？動也不動比較好？但不是這樣的，因為激烈運動所產生的大量活性氧，使得體內自律系統無法負荷，當然有礙身體健康。但是如果完全不運動，身體各處則有可能會出現肌肉萎縮衰弱，甚至危害身體健康。所以當我們注意到活性氧的害處，就必須重新檢討運動的方式，多從事一些較柔和、有益健康的運動，盡量避免

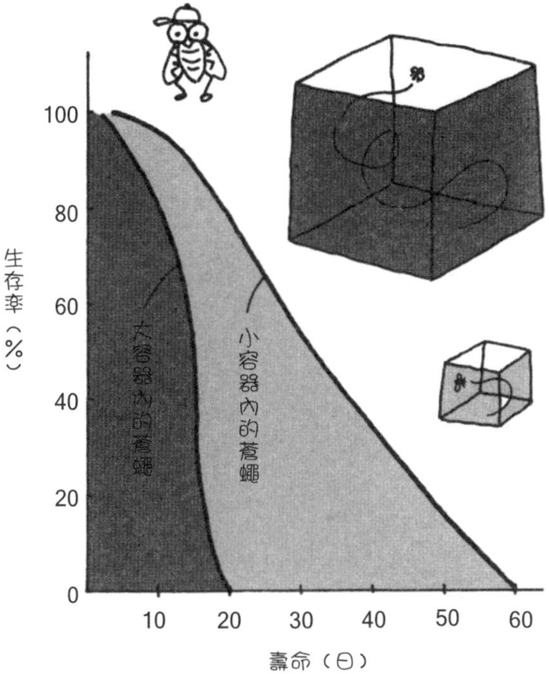

運動量和蒼蠅的壽命關係圖

使人上氣接不了下氣、太過激烈的運動。

活性氧和疾病

如同先前敘述，過度運動、壓力、公害、食品添加物等種種因素，會不斷阻礙身體機能，使人體自律系統來不及去除體內的活性氧，如此一來將會對身體造成什麼影響呢？

活性氧的大量產生，對於構成人體的重要物質如脂質、酵素、蛋白質等有非常不良的影響。尤其是高度不飽和脂肪酸，活性氧在體內產生的化學反應，會形成過氧化脂質問題。

高度不飽和脂肪酸存在細胞膜內，一旦活性氧引起脂質過氧化反應時，就會使得細胞或內臟器官起連鎖反應，成為內臟器官或細胞患病的原因。再者，若過氧化脂質在血液中流動，就會接連不斷地產生身體上二次傷害的問題。如同血管壁生銹一樣，血管會變得狹窄、脆弱、欠缺彈性，血液無法順利送達末梢組織，便可能產生血管阻塞、破裂問題，也有可能引起糖尿病、腎機能不全等併發症。

至於腦部疾病亦有可能是因為活性氧所引起。腦的重量雖僅占身體的2.5％，但是氧的消耗量卻占身體全部消耗量的20％。腦部如此需要氧，若短時間內缺氧，必定會受到嚴重的傷害。

既然腦部需要大量的氧，就意味著腦部也會產生大量的活性氧。

腦內如果比內臟器官含有更多脂質，一旦碰觸到活性氧時，便會產生可怕的過氧化脂質，這種物質廣泛地被認定是成人病或帕金氏症（Parkinson's Disease，振顫麻痺現象）形成的主因。不僅限於腦部，活性氧在身體任何地方都會製造、產生過氧化脂質，常會直接或間接地危害我們的身體健康，所以每當過氧化脂質指數上升，糖尿病、痛風、急性肝炎、慢性關節炎、風濕症等症狀，便會接踵而來。

其他如支氣管炎、氣喘等過敏現象；潰瘍性胃腸等的消化性疾病；心肌梗塞、高血壓、動脈硬化等心血管疾病；白內障等眼睛疾病；老人斑、皺紋等皮膚問題；老人痴呆等等，特別是癌症，因活性氧而引發或加深病情的病患不計其數。

正如前述，活性氧如同兩面帶刃的劍，對人類其實也有助益的一面。例如可利用活性氧做化療來醫治癌症，但要注意的是，活性氧在殺死癌細胞的同時，也會攻擊正常細胞，使正常細胞病變，所以活性氧療法一方面殺死癌細胞，另一方面又在製造其他新的癌細胞。

那麼難道說我們對於疾病的認識還不夠？誰都無法避免老化嗎？

活性氧是老化的原因，這類學說近來成為世人注目的焦點。這是因為活性氧製造了過氧化脂質，造成蛋白質核酸、酵素等起化學變化作用，進而造成老化。這類的研究不斷發展進步，只要老化的真正原因水落石出，相信人類對於壽命的延長是可以掌握控制的，長生不老將不再是神話作夢而已。

「虛寒」使活性氧加速傷害身體

變溫動物（冷血動物如蛇、蛙等）無法控制身體恆溫、調解體溫，所以具有冬眠的習性。這類生物在冬眠期間，體溫下降，氧的消耗量變得相當少。然而另一方面，不用冬眠的恆溫動物，在冬天的低溫環境中，為了維持體溫，體內便需要活潑快速的代謝活動，如此一來，氧的消耗量必然會增加，這意味著，活性氧的產生量也會隨之增加。所以可以理解，冬天生病的機率必然比其他季節高出許多。

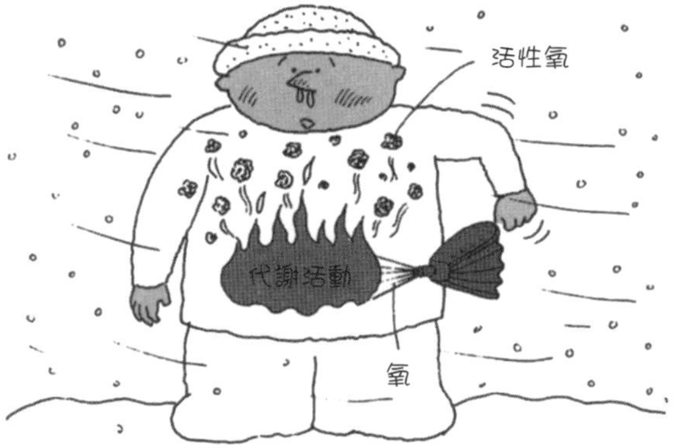

身體若變冷，活性氧會隨之增加

那麼活性氧和上一章討論的「虛寒」有何關連呢？

當人體感到異常寒冷，身體自然會哆嗦發抖，不自主地踏腳活動身軀，這是人體自律系統為了設法提高體溫所產生的自然現象。因為寒冷而加快代謝活動，造成氧消耗量的增加，活性氧的產生也會隨之增加。此外因虛寒而產生的疾病或生活壓力也會加速活性氧產生。

身體溫熱可減輕活性氧傷害

像這樣的「虛寒」是造成體內產生大量活性氧的主因，那只要將環境溫度提高不就好了？但是提高了環境溫度後，反而會使體內氧的消耗量大為增加。因為環境溫度的上升，使身體必須藉由發汗來降低體溫，這個過程要消耗許多能量，反而會使身體產生許多不必要的活性氧。其實我們只是要去除體內「虛寒」的問題而已，不見得要將環境溫度升高。只要能讓體內充分感覺溫熱即可，不須將所處環境溫度整個提升。提高人體體溫的加熱方式，是驅除「虛寒」問題最好的方法。如此解決「虛寒」問題最有效的方式，便是照射遠紅外線。

遠紅外線可以活化SOD，增強抵抗活性氧的能力，並讓活性氧喪失活力，也能活化身體細胞組織，使得活性氧難以破壞。此外，遠紅外線對於消除因生活壓力或血壓等在體內產生的活性氧問題也頗具功效。

再加上遠紅外線能給予過激水分子電位，使它成為有益健康的弱鹼性。以血液中含有人體內60％以上的水分來看，如果水分子都能處於安定狀態，危害人體健康的活性氧自然難以發揮作用。因為活性氧

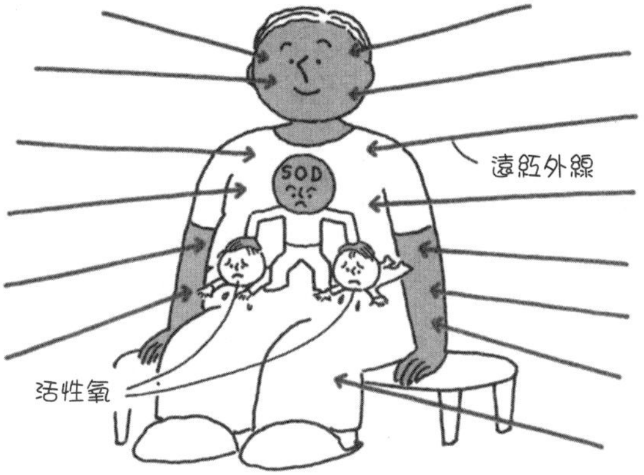

遠紅外線能使 SOD 的活力充沛

的作用使得體內的不飽和脂肪酸，很容易變成有害人體的過氧化脂質，遠紅外線即能切斷不飽和脂肪酸的二重結合分子構造，使之無法形成過氧化脂質。

「活性氧」有惡質氧之稱，其相關研究不斷在進步。雖說減少危害人體健康的活性氧產生，是人類健康和長壽的關鍵，但人類依然無法改善充滿生活壓力、公害、食品汙染等容易產生「活性氧」因素的現代文明環境。此時，遠紅線減少危害人體活性氧產生的功能，即能充分發揮作用，使人類恢復健康體質，延年益壽。

瞭解了可怕的活性氧後，連平常生活中認為有益健康的事物或若無其事地吃喝等習慣，都會令人產生不安感，不過最可怕的應該是什麼也不知道就遭受傷害。因此如何去應對活性氧，對於追求健康長壽的人而言，將是一個非常重要的課題。

人們無時無刻須謹記，如何去除活性氧，維護身體健康。關於先前提及的另一個活性氧清除者（Scavenger）——負離子，我們將在下一章中更進一步詳細探討說明，在我們體內和所處環境中，負離子為何能減輕有害健康的活性氧問題。

第　三　章

健康和負離子的功效

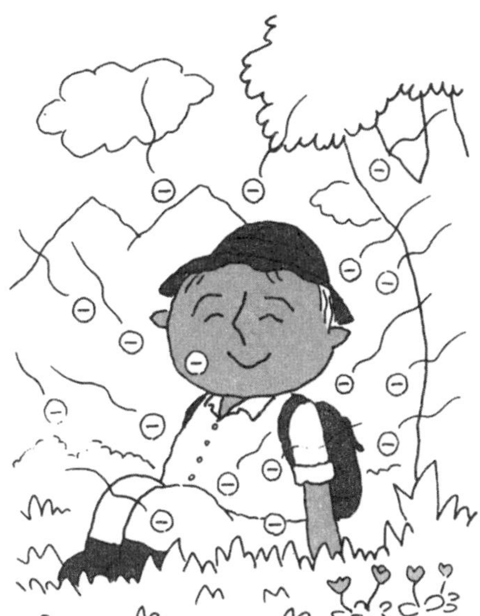

什麼是負離子？

負離子有益健康的話題，近來成為眾人關心注意的焦點。負離子是什麼呢？常被提及的離子是什麼呢？以下針對這些問題在此作簡單的說明報告。

負離子即是帶有負電的原子

構成所有物質的最基本物質，就是所謂的質子、中子、電子等基本粒子。但是只有質子或中子單獨存在時，並不能有什麼作為，這些基本粒子隨著一定法則而結合，成為構成物質的單位。這個基本單位的基本粒子集合物，便是原子。

原子就是帶正電的質子和中子結合形成的原子核，而周圍固定軌

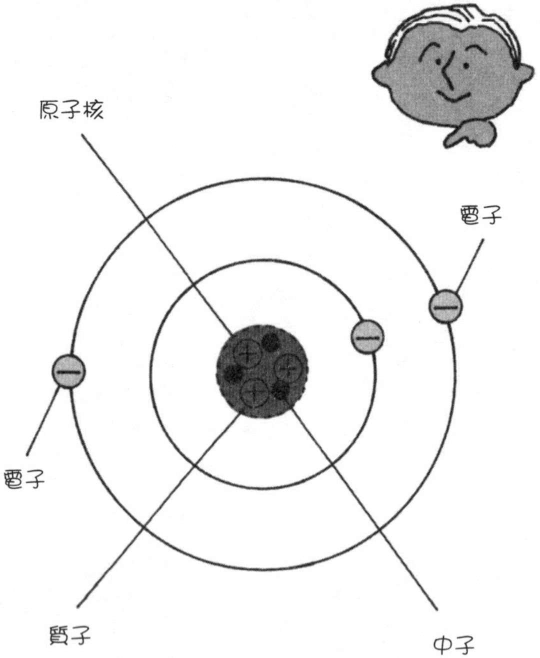

原子構造

道上則繞行著帶有負電的電子。

地球上有超過100種原子元素，能馬上想到的有氧（O）、碳（C）、氮（N）、鐵（Fe）、銅（Cu）等。這些決定原子性質的重要因素，便是原子各自持有的電子排列組合。而原子隨著電子的相互交往，引起化學變化便形成分子。例如一個氧原子和二個氫原子結合而成水分子，即H_2O。

普通原子由於原子核帶正電的質子和存在外圍軌道上帶負電的電子維持平衡，整體而言呈現中性電位。但是當原子內的正電位和負電位失去平衡，原子便形成帶正電或帶負電的狀態，離子就是這種所謂的帶電原子。原子可區分為安定狀態和不安定狀態，即是因為電子在原子內跑進跑出形成離子的轉換現象。原子核失去周圍軌道上電子時，原子便成了帶正電的正離子；相對地，如果外來電子跑入電子軌道時，原子便會形成帶負電的負離子。

大氣層的狀態左右著離子狀態

我們日常呼吸的空氣中，漂浮著無數的粒子。這些粒子又是集合了十至一百個分子所形成，粒子中帶負電存在空氣中的負離子，大小約只有一千萬分之一毫米而已，用肉眼當然無法看見。這些大氣層中的漂浮粒子也不全部是相同的元素物，空氣中含氧、氮、二氧化碳、氫等元素的原子，然後這些原子團再以正離子或負離子的狀態存在大氣中。

地球如同是個通電的導體，地球表面帶負電，另一方面，大氣的上方則帶正電，只要是空氣可以到達的地方均存有這種離子現象。地球上離子的分布在種種條件下經常不斷地產生流動和變化。大氣中電氣的狀態，地殼的放射性物質，來自大氣層外的宇宙光線、紫外線、氣象變化、溼度和熱、氣壓、空氣汙染等，大氣層受著上述種種因素的影響，使得有時會產生許多正離子，有時又產生許多負離子。例如打雷、閃電，就是因為大氣層中有大量負離子而造成。

大氣、離子和健康的關係

研究大氣給予人體的影響，進而研究離子對人體的影響等研究歷史悠久，歐美各國三百年前就有相關的研究。每當大氣中的電氣狀態發生不穩定的重大變化，氣喘、心臟病的發作，以及偏頭痛、感冒、風濕或神經痛等症狀必然有惡化的趨勢。相反地，當大氣中的電氣保持安定狀態，上述症狀必然穩定而有所改善。這些研究讓我們知道，空氣中電氣的強度和變化，必會對人體的健康產生相當影響。

我們都知道大氣中電氣狀態的變化，和大氣中離子的種類、強弱有著清楚且明確的互動關係。電氣狀態不安定時，大氣中的正離子較多，而電氣狀態若安定，則負離子較多。大氣中離子的增減不僅是和電氣狀態有關聯而已，和大氣本身遭受汙染的程度或溼度變化等，也有著密不可分的關係。如進一步研究分析，便可得知大氣中電氣狀態，汙染或溼度的狀態、離子狀態，直接或間接地都會影響到我們身體的健康。

例如當空氣遭受汙染或溼度升高，大氣中的正離子便會隨之增加。而空氣良好或溼度較低時，負離子則會隨之增加。因此在山谷、溪流、瀑布等這些少有汙染，清靜的自然環境裡，都會產生大量的負離子。處於空氣、環境汙染較嚴重的都市常會令人感到煩悶、不適；相反地，如果遠離塵囂，投入大自然懷抱中，則會令人心情舒暢愉快。這些令人感到幸福愉悅的感覺，就是因為大自然中存在、擁有著大量負離子的緣故。

負離子有益身體健康

負離子能淨化血質，提升自癒力

清靜的空氣中，含有許多負離子，具體來說對身體有什麼助益和影響呢？

負離子的作用可讓偏酸性的血液，因為負電荷的關係而回復到正常的弱鹼性。生物的細胞組織中，細胞膜內側和外側都充滿了離子。細胞在靜止狀態時，外側有很多正離子，內側則有很多負離子。如果細胞活潑、激烈的活動時，正離子和負離子便會通過細胞膜，相互替換位置，這種情況稱為脫分極狀態，負離子即能促進脫分極狀態，進而活化細胞。

當細胞產生活化作用，能促進隔著細胞膜的物質輸送機能，使旺盛的新陳代謝活動得以順利進行。而且如果酸性血液變成弱鹼性後，就能有效改善汙垢血質、淨化血液的輸送作用，使得細胞能一方面充分攝取到必須的營養，另一方面又能不斷將老舊廢棄物質排出體外。像這樣提高體內的排泄機能，排出可能轉化成毒素危害人體健康的廢棄物，自然而然便會強化人體的免疫力，提升自癒力，使身體健康不容易生病。

負離子能調節自律神經

自律神經可以調節內臟及血管等體內各機能，但不受身體意識的支配。例如我們可隨意讓手腳自由活動，卻無法任意命令胃腸蠕動或停止。這是因為內臟器官是在自律神經的支配下自律活動，並非人的意志所能控制。

自律神經的中樞在脊髓和腦幹，由交感神經和副交感神經二大神經系統相互抗衡所組成。

自律神經機能正常時，身體各器官便能順利發揮其機能；相反地，如果自律神經失去平衡，體內的各器官便會產生異常狀態。自律神經經常會因為失眠、頭痛、虛寒、虛火上升、更年期障礙、慢性疲勞、生活壓力等因素失去平衡。

抗原素被稱為變應素（allergen），也常使得自律神經錯亂。當變應素出現，生物體內便會自然產生抗體與它中和。這種抗體反應常會造成自律神經失去平衡，氣喘、花粉症、過敏性鼻炎、皮膚性過敏症、過敏性大腸炎等過敏性患者，即大都是因為自律神經失調而引起的。

負離子具有清潔、淨化空氣的功效，可使自律神經的機能恢復正常。負離子能去除空氣中產生過敏源的抗原素，同時調節體內抗體的產生，提高自律神經的機能。自律神經的平衡正常化後，體內各器官必然能發揮作用，自然而然地，免疫力也會隨之提高。

負離子能消除活性氧

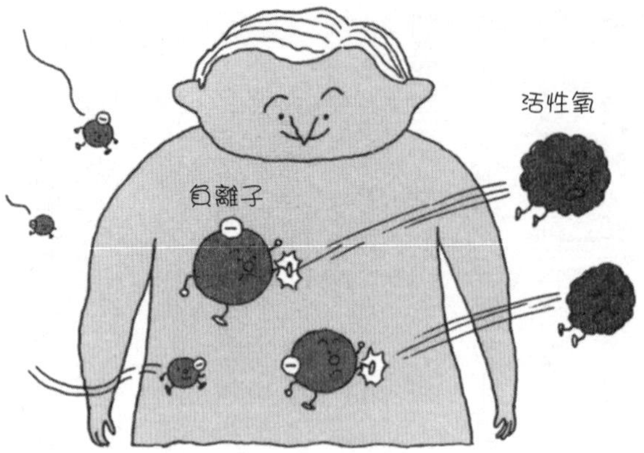

負離子能消除活性氧

正離子能使血液氧化，氧化便令人聯想到可怕的活性氧。而負離子卻能使血液轉成弱鹼性而抑制活性氧的產生。能消除活性氧的物質即活性氧清除者（Scavenger）如前述，是眾所皆知的SOD（過氧化物歧化酶）及維生素C、維生素E等，而負離子也是個卓越出色的活性氧清除者。

人體一半以上是水，而水是導電的物質，所以人體也能導電，而且人體本身更能產生電。離子是種帶電的物質，能自由進入具有良好導電性的人體，身體表面則會吸收負離子。大氣中的負離子會藉著呼吸作用進入人體內，在人體各部分發揮其功效，有效消除活性氧。

負離子的種種功效

負離子也有以下作用：

- 修復受傷、受損的細胞或遺傳因子
- 提升破壞癌細胞、保護身體的自然殺手（natural killer）細胞機能，進而得以控制癌細胞的產生和生長
- 提高生物機能調節物質，如副腎皮質荷爾蒙及濾過性病毒原體的抑制因子（interferon）
- 抑制膽固醇等在血管壁上形成脂質的堆積
- 促進利尿作用，使許多尿素、氮素等排泄出體外
- 擴張血管、促進血液循環、減緩脈搏數、安定血壓
- 抑制老化

・健壯骨骼
・消除疲勞

下章會討論說明的腦內物質也和負離子有所關連。那是腦內一種具麻醉作用的物質，負離子能促進β內啡肽的分泌，β內啡肽具有安定神經、鬆弛壓力、讓心情愉快等功效。因此負離子不僅能改善身體狀態，而且能促進β內啡肽的分泌，對於精神生活也有助益。

正離子會對身體造成傷害

負離子對生物來說能發揮種種功效，可想而知，和負離子性質相反的正離子，對人體而言，必定會造成許多不良影響。

正離子會使人體組織細胞及血液產生氧化作用。

當細胞或血液呈酸性，即意味著身體機能已開始變得衰弱，血液循環不良，導致細胞膜機能低下，使得鈉或鉀等電解質或老舊廢棄物質變得較難通過細胞膜，因此不能順暢地進行新陳代謝作用。養分難以進入細胞，廢棄物質也不易從細胞內排出。這種情形下，細胞無法得到充分的營養補給，排泄物質又無法順利排出，身體狀態只會變壞、變差，怎麼有可能改善變好。

之後便間接使得免疫力、自癒力等身體機能衰弱，體內各組織的自律神經失調，過不久，便會引起各種成人病和慢性病，甚至引發棘手的癌症。

大家都知道，在潮濕的下雨天裡，常會加深風濕、關節炎等患者的病痛。這是因為在雨天裡，大氣壓通常會變低，使得身體包裹關節部分的張力升高，又因大氣中正離子增加，產生細胞氧化作用，使得身體組織變硬，欠缺柔軟度，因此常令患者感到，一到下雨天，患處病痛就會加重。

此外，正離子對心理方面也會有不良影響。由實際的紀錄數據可得知，正離子增多的時候，交通事故也常隨之增加。上述只不過是過多的正離子，帶給人們精神上不良影響的一個例子而已，其他如神經衰弱（neurasthenia）、精神不安定等，正離子都被認為有助長或加重其病情的可能性。

正離子的增加，常會使得身體變得不適、不舒服，進而引起焦躁不安的感覺，更會使得注意力無法集中，這可能是一般日常生活中正離子過多，尤其在精神方面，最容易令人直接感受到不良的影響。

現代化社會中有許多正離子

光化學煙霧 smog（霾害）是發生在都市的煙霧現象，smog 是煙和霧的合成語，諸如煤炭、石油等燃燒時產生的廢氣、煤煙和霧結合形成的大氣汙染都是。光化學煙霧問題相當嚴重，現今，在氣象報告的同時，都會預告其動向，並發布光化學煙霧警報。在晴朗高溫的好天氣裡，如天空被這汙染的煙霧所覆蓋時，常會使許多人受害，造成眼睛、喉嚨不舒服而必須送醫治療。

光化學煙霧的問題，在日本因嚴格管制排放廢氣、二氧化碳等，

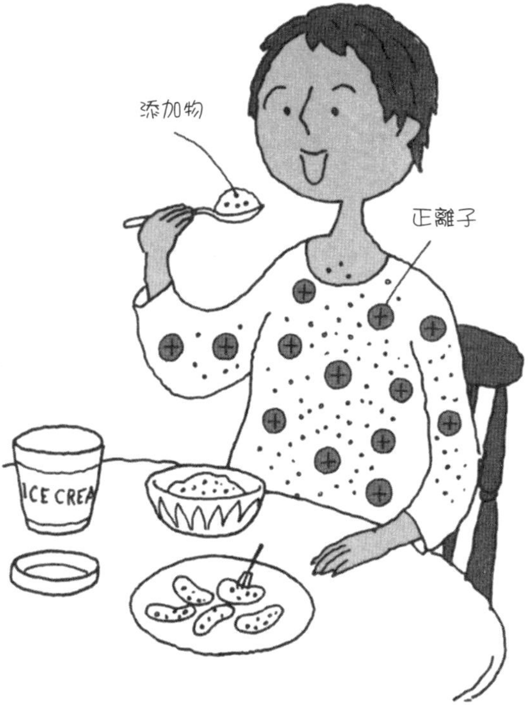

食品添加物使正離子增加

很幸運地尚未釀成重大事件，但是現今世界各國驚人的經濟發展，工業化所造成的公害、大氣汙染，並不是一個國家的問題而已，對生活在同一個地球的人類而言，將是一個不得不立刻關注、改善的重大課題。

其他環境遭破壞的問題更是不勝

枚舉。例如過去曾發生的化學製藥工廠汙染事件，流出的化學毒液造成河川環境的汙染，帶給附近的居民、動植物無法挽回的嚴重影響。其他還有令人頭疼的垃圾問題、車輛廢氣、二氧化碳等，雖然很多人在注意關心，設法改善處理這些汙染問題，但實際上汙染狀況卻與日俱增，越發嚴重，令人不免憂心。

整體來看，地球遭汙染破壞的情形相當嚴重。過度採伐森林、生態失去平衡、核實驗造成的放射汙染，酸雨、氟里昂（freon）（一般作為冷凍劑）造成臭氧層的破壞、溫室效應造成海水上升等問題。想到這些嚴重的環境汙染破壞問題，各位還認為人類的未來是光明燦爛的嗎？就一般人的水平來看，一個人是有相當條件承受不斷增加的正離子問題。說起來令人難以相信，依照統計數據，我們一天約吃進十一克，一年約四公斤的人工食品添加物。加上許多家庭洗滌用的合成洗潔劑等汙染廢水，未經處理就流入河川、流向大海，這許多事實都在我們身體內外造成正離子的產生。

危害健康的正離子不斷增加，而我們真正需要的負離子卻反而處於減少的狀況，讓我們不得不很嚴肅地去面對這嚴重令人憂心的問題。

「虛寒」使正離子加速危害健康

「虛寒」對人體種種不良的影響，就如同第一章所述，但是正離子同樣會造成血液循環不良，細胞組織功能低下等問題。總而言之，「虛寒」和正離子互相作用，常使循環系統發生不良的連鎖反應，甚至會使病人病情更加惡化。例如使體內「虛寒」的原因——食品添加物即與其在體內產生的正離子有關。

在惡劣潮濕的天氣裡，身體易感「虛寒」，但是這種天氣，亦是大氣中產生大量正離子的時候。焦躁或興奮，心理上的衝擊、震撼等生活壓力在誘發「虛寒」的同時，亦加速正離子的產生。

「虛寒」和正離子發生的原因相同，相對地「虛寒」又常是造成正離子加速危害身體健康的元兇。正離子過多時血液會偏酸性，進而引起自律神經失去平衡，使得身體陷入「虛寒狀態」。相反地，如果負離子較多，常令人感覺到手腳暖、頭冷腳熱，連頭腦思維都變得清晰且擁有自信。

上述的研究讓我們知道，要想盡辦法去除危害身體健康的正離子，解決身體「虛寒」問題，可說是一個非常重要的關鍵。

遠紅外線使負離子的效果倍增

負離子對許多疾病都有顯著的改善效果，特別是難以醫治的疑難雜症。此類治療方法的最大共同特徵，並不僅僅是給身體接受大量的負離子而已，同時還要照射遠紅外線。

為什麼負離子療法需要和遠紅外線併用呢？

那是因為遠紅外線能溫熱身體內部，由根本去除體內虛寒問題，減輕正離子對人體的傷害。另外我們從遠紅外線照射實驗中，以離子測定器測量的結果得知，遠紅外線本身就會產生負離子。因此照射遠

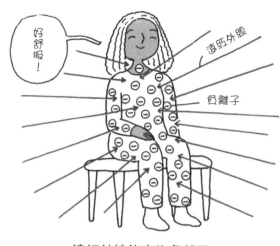

遠紅外線能產生負離子

紅外線和負離子併用的療法，有下列的效果：

・改善先天性過敏（atopy）等症狀，具有和類固醇（steroid）相同的功效，而且沒有副作用。

・使癌細胞縮小、生長遲緩。

・去除活性氧、促進SOD的產生。

・促進acetylcholine（乙醯膽鹼，是一種血管擴張、副交感神經的刺激傳達物質）的分泌，改善自律神經失調的問題。

・改善更年期障礙、痛風、神經痛等症狀。

・改善高血壓、動脈硬化、糖尿病症狀。

・預防、改善痴呆症狀。

其他尚有許多功效不勝枚舉，藉由照射遠紅外線，能使負離子效果倍增，遠紅外線的研究運用，對身處環境日益惡化嚴重的現代人而言，更顯重要。

活性氧、負離子和我們身體健康，有著密切的關連。這些以前常被人漠視的事物，現在意外地，被人們看成健康與否的指標。現代文明科技的進步，提供人們許多方法，使得每個人擁有更多的途徑去實踐願望和理想。最近相關的研究報告、實驗數據更明白告訴我們：只要設法去調整改善，製造有益健康的事物，多用點心，多下點功夫，必能有所改善，得到真正的健康。

第四章

影響身心健康的腦內物質

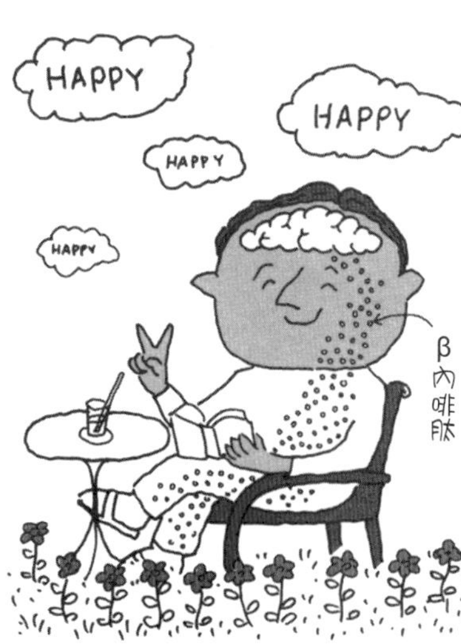

成為話題的腦內物質——β內啡肽

人類腦內含有許多物質，其中有種荷爾蒙被稱為β內啡肽，當人感覺到心情舒暢愉快，大腦便會分泌這種荷爾蒙。

為什麼β內啡肽能吸引眾人眼光，成為令人注目的話題呢？因為這種腦內物質具有能增進人體健康的機能。不用去醫院治療，並且不用打針吃藥，只要我們積極努力地去回憶，緊握快樂舒暢的感覺，就能使腦內自然分泌β內啡肽，進而促成身體健康，是種非常具革命性的健康醫療方式。

β內啡肽是荷爾蒙的一種

人類可分泌有鎮痛作用、類似嗎啡的荷爾蒙。其中β內啡肽不僅能鎮痛，並且能使人舒暢愉快、抑制老化、強化身體自癒力，對身體健康具有卓越的功效。經過冗長的研究，最近接連被證實獲得肯定。

嗎啡和鴉片一樣都是從植物罌粟中提煉製造而成，在我們發現腦內物質之前，早已廣泛地製造使用。嗎啡一方面具有強力止痛和誘發快感的作用，一方面又會使人在不知不覺中上癮，產生嚴重的中毒症狀，通常被視為禁藥，只有癌症患者在末期時，因劇烈難熬的疼痛才能在醫師嚴格掌控下使用。因此嗎啡在人們的印象裡，是種無以比擬的劇藥。這樣的物質，在我們自己的腦內竟然可以分泌製造，格外令人意外驚奇。

人體不容易分解嗎啡，長時間在人體內產生的作用，會讓人上癮中毒，無法自拔。但是人體腦內所分泌類似嗎啡的腦內物質很容易被胺基酸分解，不會有上癮中毒現象。先前提及的β內啡肽，當心情舒暢愉快便會分泌產生。但是如果生氣或產生厭惡感時，腦部有不好的感覺，便會分泌降腎上腺素（noradrenaline）。降腎上腺素是種毒性非常強烈的腦內物質，經常生氣動怒、心情厭煩，便會不斷反覆地分泌製造這種傷害身體的降腎上腺素。大家都知道著急焦躁、令人難以忍受的生活壓力，或是心情輕鬆快樂，這些種種憂愁快樂常會左右、影響我們的健康狀態。但是有多少人知道，影響健康的真正原因，其實在於腦內的分泌物質。

腦內物質和快感的關係

荷爾蒙是體內非常重要的情報傳達物質。

具有類似麻藥作用的腦內物質，連同β內啡肽，已經被發現約有二十多種。他們都是含有胺基酸的荷爾蒙。在腦內物質的研究史上，最早被發現的是腦啡肽 enkephalin（主要作用是抑制神經介質的釋放），不久之後又發現了內啡肽endorphin，即是腦內分泌的類嗎啡多肽，共有α內啡肽、β內啡肽和γ內啡肽三種。這類肽物質被認為是控制傳遞神經接合處的訊號，擁有參與感情應答的調節作用。

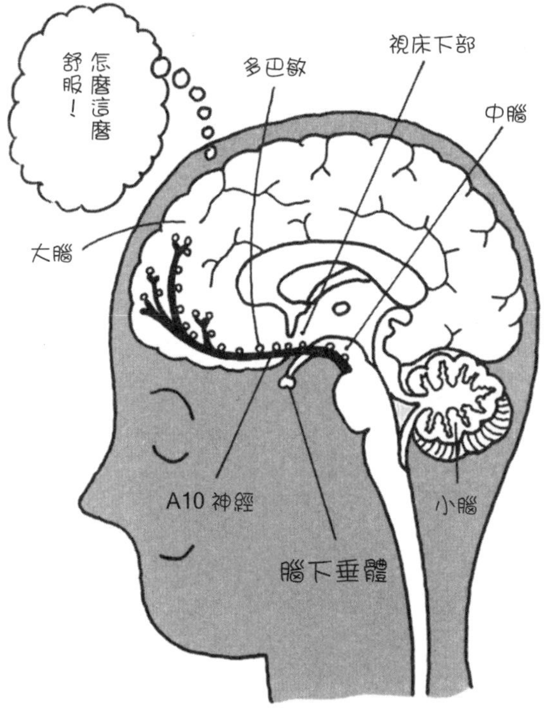

快樂感覺之源—A10 神經

內啡肽實際上就如同是腦內分泌製造的麻藥一樣，對身體疼痛有立即的鎮痛作用。而為世人所關注而成為話題的β內啡肽則是內啡肽中分子最大，鎮痛作用最強的。其作用有多強呢？β內啡肽的鎮痛效能超強，令人難以相信，竟有嗎啡麻藥的五～六倍鎮痛作用。

至於腦內快感的感應處，在於腦中A10的無髓神經。A10神經的正確名稱為「中腦皮質多巴敏作動性神經」，和快感（快樂）神經息息相關，同時A10神經也是控管內臟自律神經的一種，和交感神經同性質，所以又有腦內交感神經之稱。A10神經和人類所有的喜怒哀樂，有著密不可分的關係。

A10神經的傳遞靠著一種稱作多巴敏的人類特有神經傳達物質。多巴敏能使人產生快感、興奮和激發意欲。

但是多巴敏是種具有毒性的物質，如化學構造稍微改變，便會搖身一變成為像安非他命（amphetamine）、麻黃鹼（methamphetamine）般的迷幻藥。

先前討論到人在焦躁不安時，會分泌降腎上腺素，或人在興奮時，副交感神經所分泌產生的腎上腺素，其構成物質同樣都是由多巴敏所形成的。適量分泌的多巴敏能激發意欲，使人產生快感。然而當A10神經異常，分泌過多的多巴敏，就會令人神經高亢，嚴重時還會引起神經分裂症。

藝術家總是擁有異於常人、令人驚奇讚美的天才，但著名的藝術家如畢卡索、梵谷等，在短期內燦爛輝煌，展現特異的才華後，卻多是英年早逝，這類不明的夭折常被認為和體內多巴敏分必旺盛、過多異常有關。多巴敏影響我們的精神情緒，因此在生命延續過程裡是絕對必要的。然而過量的多巴敏卻會造成異常的精神狀態，使人夭折，無法長壽。

但是人類身體的構造十分巧妙，A10神經藉由多巴敏的分泌，進而控制其神經系統機能的運作。另一個擁有類似麻藥作用的β內啡肽，卻可以抑制A10神經機能，阻礙A10神經作用，使精神解放產生快感。

那麼β內啡肽阻礙抑制A10神經的機能時，多巴敏會不會因此分泌失調，危害人體呢？不用擔心，因為擁有麻藥作用的β內啡肽，雖然會像真正的麻藥一樣，令A10神經麻醉解放。但之後，β內啡肽便會在體內分解消失，不會造成多巴敏的分泌失調，這類體內自律機能，被稱為「恆定性環境」（homeostasis）。

「恆定性環境」的作用即是生物體對於環境或體內擁有保持經常穩定的機能。例如疾病、受傷等的自癒力、回復力等。

β內啡肽有益身心健康

腦內物質強化免疫細胞

我們體內擁有超強ＮＫ（natural killer）免疫細胞，連癌細胞都可退治。經由實驗報告得知，腦內物質腦啡肽或β內啡肽的分泌，都會促進ＮＫ細胞的活動機能。

心情愉快舒暢，腦內便會分泌β內啡肽，進而強化身體免疫力。又免疫細胞對於腦部無法感知的濾過性病毒或腫傷，會刺激體內分泌荷爾蒙，提升身體治癒能力。

所以說樂觀進取的人生觀，對保持身心健康非常重要，因為它能提升身體免疫力、自癒力等人體防禦機能，同時進而強化身體的免疫

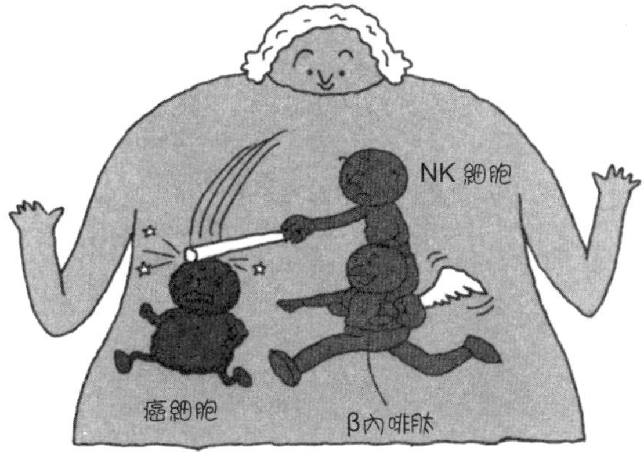

β內啡肽能提高身體免疫力

細胞，更進一步能促使腦部分泌出有益身心健康的β內啡肽等腦內物質。

腦內物質使記憶力變好

如前述，快樂的感覺來自A10神經，而腦內被稱為海馬的部分，則是和人類的記憶和學習有密切關係。一旦腦內物質刺激海馬部分，就會提高其機能，增強記憶力。例如，如果有人肯反覆不斷、有耐心地去傾聽痴呆症患者，述說其認為有趣的事物，往往就能有效改善痴呆症狀。因為讓痴呆症患者能夠暢所欲言，加上又有人樂意傾聽，這種愉快的氣氛，會促使患者的腦內物質分泌，刺激腦內海馬部分，進而使記憶慢慢恢復。腦內物質和腦波也有關係，腦波頻率在α波時，便能旺盛地分泌腦內物質。

經研究，被稱為圍棋名人的棋士們在下棋對奕時，腦波也都是呈現α波，這些人的記憶力和常人並沒有很大的差異。但是他們在下棋時，因為集中注意力，全神貫注，使腦波呈α波狀態，進而使頭腦像電腦一樣擁有超強的記憶力。

腦內物質的大量產生

為了產生腦內物質，特別是β內啡肽，沒有什麼比保持心情舒暢快樂更為重要。總而言之，就是不要積壓任何生活壓力，以肯定、樂觀、進取的積極態度去應對所有事，盡量保持快樂的心情，就能使腦部分泌有益健康的β內啡肽。

此外，食物或運動等也對腦內物質的分泌有著重要的影響。腦內物質是一種荷爾蒙，為蛋白質所構成，所以進食時，必須多攝取一些含有豐富蛋白質的食物。例如素食中使用豆類做成的豆腐等，所以一般素食者和得道高僧，都因為常攝取這些有益健康的蛋白質來源，很少會發生痴呆的症狀，並且都很長壽。

現代社會中過大的生活壓力

壓力的種類有很多，不只包含腹痛、腿傷等身體上的壓力而已，另外還有來自精神的壓力，譬如因為工作不順、生氣動怒、緊張等形成的壓力，每個人在生活上，都承受不同的壓力。

因為某人的一句話，便可使一個人愁眉不展，擔心煩惱。當然，也有根本不當回事，馬上就把它忘得一乾二淨的人。因此，當我們承受精神上的壓力，與其追究他人的責任，倒不如探討是什麼原因，給自己造成壓力。

改變自己的思考模式，就比較不會囤積壓力。時常焦躁及容易動

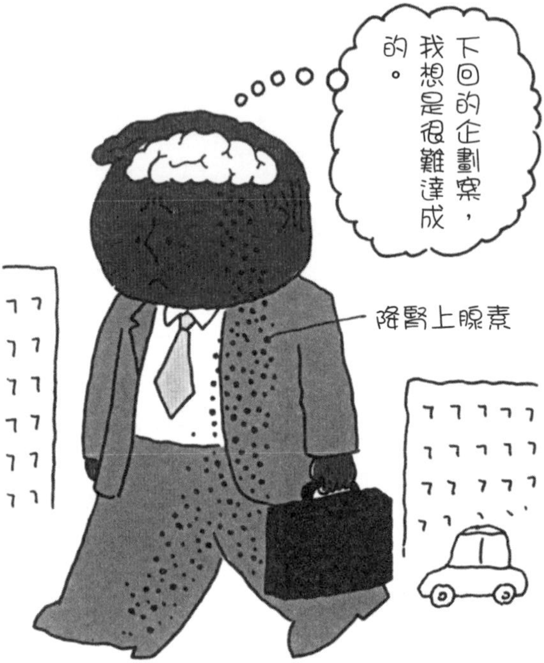

負面的想法對身體不好

怒的人，外表雖然看不出來，但本人應可深刻瞭解壓力的痛苦，而健康又長壽的人，大部分都屬於性格比較開朗的人。人類的思考模式，原本就傾向悲觀，往往七八成左右的人，都習慣負面思考。首先，悲觀的人常會認為某些事物，對自己不會造成太大打擊，忍耐一下即可，無所謂、沒關係，所以連辯解都不太願意，但是這樣的思考模式不只會影響心情，對身體也不好。若有這種認知，稍稍改變一下，對身心健康而言會比較好。

此外，一旦想起令人厭惡的事物時，體內也會分泌出降腎上腺素，使得血管收縮，不斷產生活性氧來破壞細胞。生活壓力更會造成身體分泌腎上腺素及降腎上腺這兩種有毒的荷爾蒙。若量少不多，對精神及肉體有益，還能形成良好的刺激；但如果過多，就會造成血管過分收縮，血液循環便會不通順，血壓上升，如同膽固醇及中性脂肪在血管中堆積過多一樣，會造成成人病、動脈硬化等症狀的發生。

更進一步說，壓力會促使身體分泌大量多巴敏及腎上腺素，同時產生大量可怕的活性氧。在現代這個人際關係複雜的社會裡，人們由於工作繁忙，再也無法過著優雅閒適的生活。加上必須面對不斷增加的精神壓力，伴隨著身體疲勞、環境惡化、噪音、空氣汙染等公害問題，要維持身心的健康，似乎是愈來愈困難了。

健全的精神有助改善身體健康

生活壓力本來就會影響身體健康，而壓力又可分為身體上的壓力及精神上的壓力兩種。對於精神上的壓力，身體可做以下的反應來去除。

首先，從腦中的視床下部和腦下垂體刺激副腎皮脂，分泌釋放出ＡＣＴＨ（副腎皮脂刺激荷爾蒙）的物質。副腎皮脂荷爾蒙是種由蛋白質經合成或分解而成的荷爾蒙，可以遍及全身，進而解除發炎及過敏性的身體性壓力。此時引發出一件非常重要的事情，那就是分泌副腎皮脂荷爾蒙的同時，從同樣的蛋白質裡，由其他的分解作用，也會產生β內啡肽。

消除身體壓力的副腎皮脂荷爾蒙，以及可產生快感作用、具有消除精神性壓力的β內啡肽，這兩種荷爾蒙可以同時分泌產生。如此生理和心理上的壓力，均可在同一時間內得到緩和及改善。因為生理和心理的健康無法分開，尤其是壓力問題，更是息息相關。身體健康的時候，不但心情好，做事也比較積極。常言道：「健全的精神，有助身體健康」，從諸多研究腦內物質的科學實驗得知，這種理論是正確無誤。

對身體及精神而言，壓力也不能說是不好的東西，適當的壓力是必須的。心中那絕對不服輸的意志，可使因壓力而產生的副腎皮脂荷爾蒙及影響快感作用的β內啡肽開始分泌，如此不只能戰勝壓力，也能增加對抗壓力的免疫力。相反地，對於壓力，若因心生厭惡，而無法分泌有益身心的β內啡肽，反而分泌出含毒性的腎上腺素及降腎上腺素，那麼便會打擊身心造成心理障礙，令人不願多動，或者常臥在床，逃避現實。

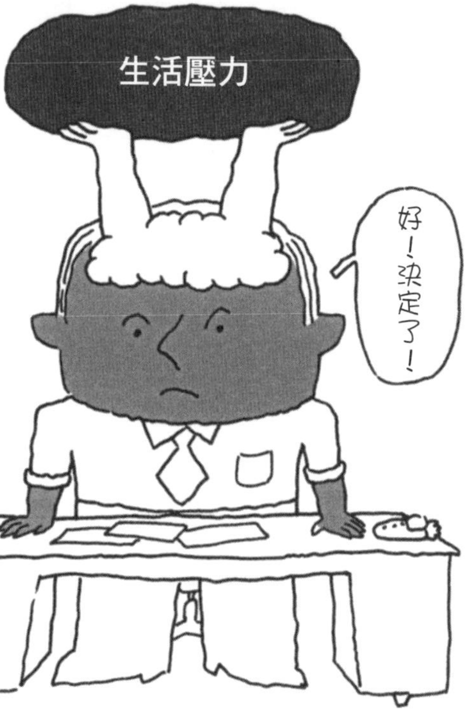

適度的生活壓力反而可鍛鍊身心

身體「虛寒」會妨礙腦內物質分泌

我們在思考壓力的同時，也別忘了還有身體的「虛寒」問題。如同前面章節說明的，身體「虛寒」其實是造成壓力的最大原因，若虛寒造成血液循環不良，會促使活性氧的產生，引起很多疾病。

手腳冰冷或下半身發冷、虛火上升的時候，不但無法感受到快樂，還會使人陷入憂鬱、悲觀、焦躁的情緒中。於是，就無法積極樂觀地去應對任何事物；相反的，若能消除「虛寒」問題或令人不適、不愉快的感覺，必可馬上獲得改善。不但心情變好，人變得比較快樂，身體也會不斷分泌出好的腦內物質，待人處世也會變得樂觀積極。

遠紅外線能促進腦內物質的分泌

遠紅外線的溫熱效果，不但可以改善虛寒，還有可以使身心放輕鬆，減輕壓力的功效。同時遠紅外線亦可以產生很多負離子，就如同在森林中深呼吸一般，給人清爽怡人的感覺。

如果一直陶醉在快樂的感覺中，保有開朗的心情、積極性的想法，身體便會不斷分泌出良好的β內啡肽，身體狀況也會變好。如此一來，頭腦就會清晰、不會健忘，還可以抑制老化，眼睛也會變得炯炯有神。

為了不輸給壓力，鍛鍊精力也很重要，但是如果能夠沒有壓力，那不是更理想嗎？所以不妨凡事多往好處想，待人處世樂觀積極。

此外，為了擁有健康又長壽的身體，就必須讓身體的核心溫熱，保持快樂而輕鬆自在的心情。所以說，遠紅外線對於現代文明人而言，可是不可或缺的！

第五章

遠紅外線的驚奇功效

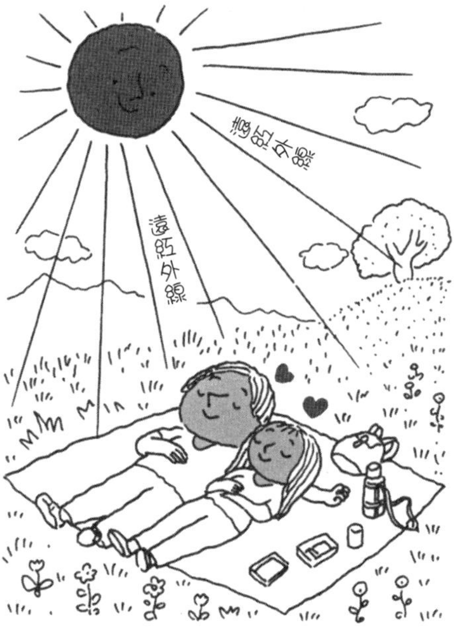

遠紅外線是什麼？

到前一章為止，探討了許多健康相關及威脅我們健康的問題。其根本的原因，其實都來自於身體的「虛寒」問題。所以，近來也大肆渲染起能夠解決這些問題的關鍵所在——遠紅外線。遠紅外線到底有什麼功效呢？它不但可以去除身體的「虛寒」，從活性氧的傷害中保護身體，並且具備了促使產生負離子及腦內物質。在本章裡對於遠紅外線將有詳細的探討。

紅外線是光線的一種

似乎有很多人都知道紅外線，最近也常常聽人在討論遠紅外線。那麼紅外線及遠紅外線到底那裡不一樣呢？

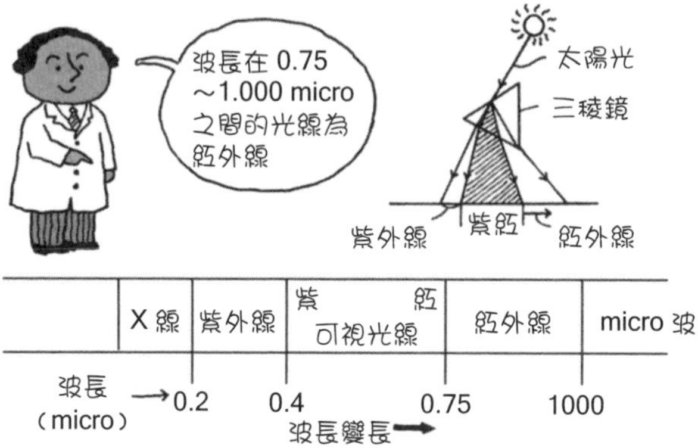

光的波長

首先說明紅外線。也許各位在以前的物理課上有做過類似實驗。太陽光透過三稜鏡會照射出類似彩虹的色帶。依序為紫、青、綠、黃、橘、紅色，因為眼睛看得見，所以稱作可視光線。光線是利用波在傳達。可視光線的波長範圍大約從〇・四微米到〇・七五微米（一微米為一毫米的千分之一）。

在可視光線中，紅色為接近〇・七五微米波長的光線；相反的，紫色為接近〇・四微米波長的光線。所以紅色是可見光線中波長最長的，換句話說，眼睛看不見在紅色外側的光線。但雖然看不見，它卻存在著。這種眼睛看不到的光線，因為在紅色的外側，所以就稱作紅外線。至於比紫色光的波長更短，在紫色的外側，也有眼睛看不見的光線，那就是紫外線。

由此可知，紅外線比〇・七五微分的可視光線擁有更長的波長，是眼睛所看不到的光線。但是，並不是所有〇・七五微米以上的波長全部都稱為紅外線，紅外線的範圍大約為〇・七五微米波長的光線到一〇〇〇微米之間。如果是更長的波長，就是Micro波的領域。

遠紅外線是紅外線中波長較長的

那麼，所謂遠紅外線到底是什麼呢？紅外線的波長從〇・七五微米到一〇〇〇微米，範圍非常廣，這先前已敘述過了。更進一步分析，紅外線可依照波長的長度再細分為四種。如下頁圖所示：

我們平時稱做紅外線的就是如同表中的近紅外線。紅外線暖爐所使用的「紅外線」，正確來說，應該稱做近紅外線才對。真正的遠紅

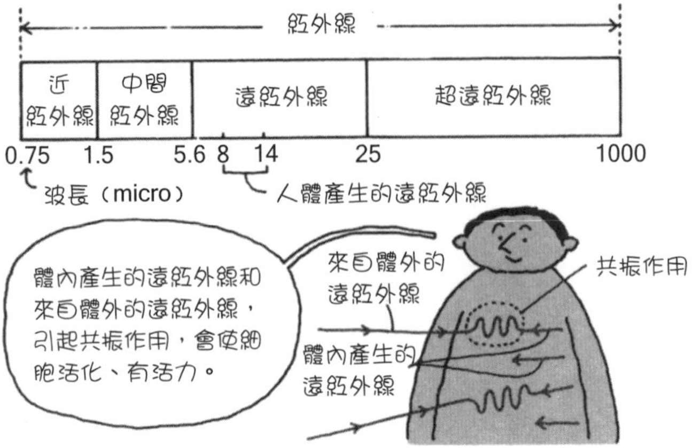

紅外線的波長和共振作用

外線，是比近紅外線的波長更長的光線。

紅外線是傳熱的光線

我們常常接受太陽的恩惠，無論是動物或植物，都必須依賴太陽光，才能在這個地球中生存下去。在太陽光的照射下，萬物承受太陽的恩惠，接受它的熱和溫暖。太陽光一刻也沒有休息，將熱透過真空的宇宙空間，送到了我們所居住的地球。那麼，太陽如何從遙遠的那一方，將熱傳到地球呢？

熱有三種傳遞方式：

首先為「傳導」。所謂傳導，是熱度透過物品的內部，從高溫移動到低溫的現象。藥罐用火加熱後，藥罐的底部，因接觸到火加熱，將熱度傳達到整個藥罐，像這種傳達方式就是傳導。

其次是「對流」。這是熱度經由液體及氣體推進的現象。例如，若開暖氣，空氣的溫度會一直往上升，頭的部分會感到非常熱，而腳底還是一樣的冰冷。我想應該有不少人都有過這種經驗。還有進入浴室泡澡時，熱的傳達方式是，常令我們感覺到水是從下往上開始熱起來，這些都是熱的對流傳達方式。

接下來為「輻射」。所謂輻射，就是將產生的熱能，透過光將熱傳達出去。太陽從遙遠的地方，透過輻射，將熱傳達到地球上。太陽光中的紅外線，即是藉輻射將太陽能量送到地球。

人體也會產生紅外線

不只是太陽會放射出紅外線，擁有熱的物質或多或少都會放射出紅外線，當然我們人體，也會放射出紅外線。稍微聯想一下，應該就可以瞭解，當我們使用紅外線攝影，即使是在黑暗中也可以拍照，這就是因為人體的體溫是一個天然熱源。

至於從人體放射出來的紅外線中，大約有一半左右是波長八～一四微米的遠紅外線。如果在人體外也接收到遠紅外線照射，會變成怎樣呢？不但從體內放射出來和外面照射的遠紅外線波長會同調，而且彼此會產生共振作用，使細胞產生活性化。

波長同調而引起的共振作用

何謂共振作用？在此做更進一步詳細說明。

若在平靜的水面丟入石頭，會引起水波。雖然光線和電波用肉眼

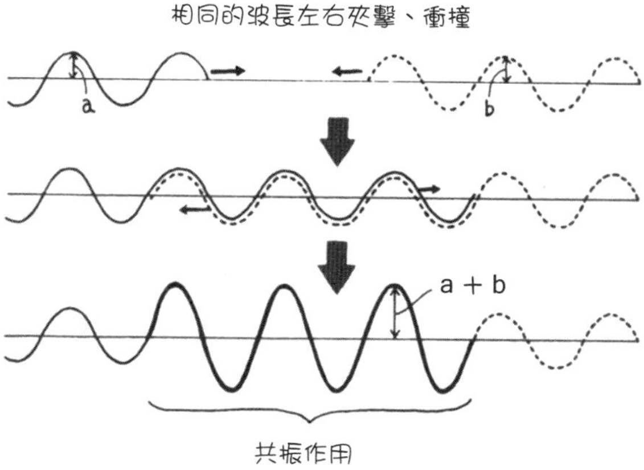

波的共振作用

看不見，但也和水的波紋一樣，是以波形傳達。從某一處引起的波在與別的波相遇時，如果面臨到波的長度不一樣，彼此就會抵消，改變對方的波，而愈變愈小；但是若相同的波長相遇時，則會變成愈來愈大的波，這種現象就稱為共振作用。

人類的身體雖然是由很多細胞組合而成，但細胞是由更小的分子集合而成，而分子又是由更細小的原子所組成，人體即是由無數的最小單位原子所構成。人體的這些原子因為擁有特定的波長，如從外部接收到相同波長的能量（例如遠紅外線）也會引起共振作用。

遠紅外線產生的原子共振作用會使原子的活動變得更加活躍，並產生運動能量，原子的運動能量轉變成熱之後，即能活化人體的組成細胞，並提升新陳代謝，血液循環也會因此變得順暢，整個身體自然愈來愈健康。

遠紅外線具有滲透力

不只是遠紅外線，陽光也可以照進身體裡，這種現象稱作滲透力。滲透力的程度，和波長的長度成比例關係。波長較短的，也就是紅外線（近紅外線），並沒有像遠紅外線那樣具有滲透力。因此，普通的紅外線暖爐及火爐，只能使皮膚的表面變熱，無法將溫暖滲透到身體的核心部分。

遠紅外線擁有較長的波長，所以具有很強的滲透力，可以將溫暖送到身體內部，讓身體從核心部位暖和起來。近紅外線，雖然能使身

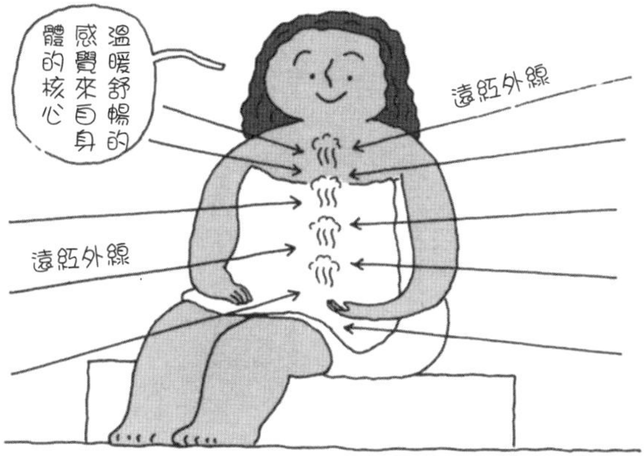
溫暖舒暢的感覺來自身體的核心
遠紅外線
遠紅外線

遠紅外線能滲透深達身體內部

體表面熱起來，但無法溫暖到身體裡面；遠紅外線則不需用酷熱的溫度來刺激身體，即可以讓體內感覺十分溫暖。就是因為這樣，所以現在遠紅外線成為世人注目的焦點。

在從前的生活中就有廣泛使用遠紅外線

這幾年來，科學家開始瞭解遠紅外線有益身體健康的理論所在。但是，在還不知道什麼是遠紅外線的時候，人類就已經擁有利用遠紅外線功效的智慧。

譬如烤蕃薯以及天津糖炒栗

子，比起用煮的或用蒸的，都要來得味美香甜。把蕃薯或栗子放入滾燙的石頭裡加熱，這種烹飪方法增添了食物的甜度及美味。雖然這生活上的智慧，現在尚不知是誰在什麼樣的機緣下發覺。但利用燒熱的石頭加熱，使蕃薯及栗子變得更好吃的原因就是遠紅外線。

為什麼將石頭加熱後便會出現遠紅外線呢?那是因為陶瓷器（ceramics）、土器、玻璃、砂、石頭、骨頭等物質，加熱後都具有會產生遠紅外線的特性。像是烤蕃薯、炒栗子等，在料理的過程中，利用加熱過石頭所產生的遠紅外線來調理食物，遠紅外線的熱能即可滲透傳達到蕃薯及栗子的中心部分，使食物內外能一起熟熱，而不會產生外面烤焦、裡面還未熟的現象。這就是為什麼石頭燒烤的料理會令人感覺特別美味可口的原因。

另外，還有很多利用遠紅外線讓食物變得更好吃的方法，例如，用砂鍋燉煮料理不但好吃，而且食物也能全部熟透，不會內生外熟；用陶器酒壺加熱的酒，也因熱能均勻傳遞到中心部分，使酒變得更甘甜美味。

關於火爐及暖爐的遠紅外線效果

火爐或取暖用的暖爐等冬天的生活即景，總會讓人想起懷念往事。這些暖爐的熱源雖然是炭及煤球，但因為炭原本就是經高溫使木柴炭化製作而成，和陶瓷一樣，炭在火爐中加熱也會產生遠紅外線，所以一個小小的火爐，就能讓身體感到暖和。因為遠紅外線的熱滲透力，可以將熱傳遞到達身體的核心，進而由內到外使身體暖和起來。

另外，在歐美西式的建築裡，常會使用暖爐取暖，一般暖爐即是利用磚塊或石頭圍起來砌成的。換句話說，暖爐也是一種類似陶瓷的製品，燃燒柴火時，暖爐內側的磚塊或石頭，因熱而產生的遠紅外線，可讓取暖的人充分得到溫暖。

砂浴及岩浴也能產生遠紅外線

不論古今中外，都盛行用溫泉療法來改善身體的不適。此外，砂浴、岩浴以及鍋浴等獨特的浴池，也是一些慢性病人常造訪的設施。

用熱砂覆蓋全身，或用土固定後燒製而成的陶窯，當人在其中，會慢慢地加溫，常可改善身體的不適，那是因為全身都能夠接受到因砂子或陶窯加熱後所產生的遠紅外線，使身體核心部分溫熱起來，進而有效改善身體的健康狀態。

這種將全身包裹起來的傳統遠紅外線入浴方式，確實是很理想，而且這種活用方式也很有效。古人傳統生活的智慧，用現今科學的方式檢驗證明後可發現，遠紅外線確實具有相當的功效。

從氣功師手中產生的遠紅外線

大家常說氣功師能用氣功治病，有的氣功師只要將手伸到病人患部，將氣傳過去，即可緩和症狀，使其恢復健康。這絕對不是氣功師靠「因為想治好他，所以才治好」的念力所產生的治療效果。而是優越的氣功師能從手掌產生遠紅外線對患部起作用，進而改善症狀，這是有科學實證的。

氣功師從手掌放射出的遠紅外線，經檢查發現，平均有八微米。因為氣功師所發出的遠紅外線，和患者本身的遠紅外線同調，能引起體內共振作用，因此對身體產生相當好的療效。所以，人體照射遠紅外線，就好比接受氣功治療，具有同樣效果。

柔和溫暖的遠紅外線

紅外線是經由光線來傳遞熱，所以有時會感覺溫溫的，有時又熱熱的。但是，如果以近紅外線和遠紅外線來做比較，溫暖的變化則是完全不一樣的。

當身體接觸到近紅外線，皮膚表面馬上會感覺非常熱，但是只要一離開熱源，立刻就會冷卻。近紅外線因為波長較短，沒有滲透力，所以沒辦法使身體內部溫暖。至於遠紅外線的溫熱，則不會給予皮膚突然的刺激，所以會令人產生很好的柔和溫熱感。並且因為波長較長，可將熱滲透到身體內部，使身體從核心開始溫暖起來，因此即使離開熱源，也可以持續身體的溫熱狀態。所以我們可以很肯定地說，遠紅外線是非常優良的熱源。

遠紅外線的各種功效

遠紅外線可以治療「虛寒」

如同前面所敘述，遠紅外線可以從身體核心部分開始加溫，提高細胞活性，提升自癒力，進而增進身心健康，其效果小至腰酸背痛等疲勞感，大到癌症這種重大疾病，適用範圍非常廣泛。

接下來，將進一步具體討論遠紅外線增進健康的效能。首先是遠紅外線對於「虛寒」的效果。不少人認為「虛寒」是體質或遺傳上的先天問題，因此一開始便漠視「虛寒」，將其置之不理。但如同第一章已說明過的，「虛寒」為萬病之源，若放置不管，不只會造成身體的不適，還很有可能引起重病，成為健康的大敵。

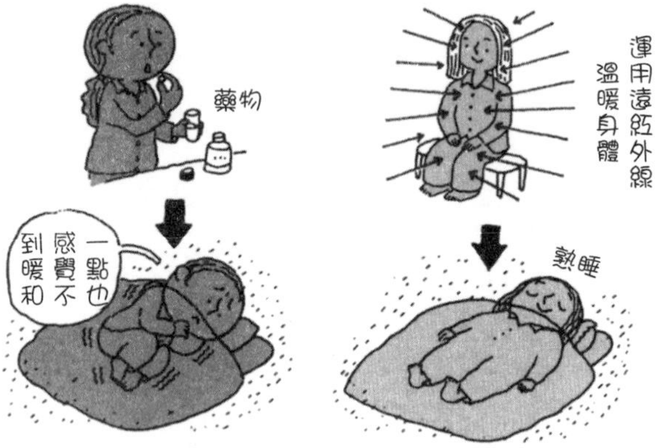

虛寒無法用藥物治療

「虛寒」無法靠吃藥、打針治療，但是卻可以透過遠紅外線來改善、治癒。「虛寒」的產生，本來只不過是因血液不暢通，血流無法到達身體各個角落，造成血液中的營養，不能充分供給到血管末梢，進而所形成的問題。如果能使用遠紅外線的設備，加熱全身，即會使得因「虛寒」而收縮的毛細血管擴張，使血液循環變得流暢；同時滲透到體內的遠紅外線和體內自行產生的遠紅外線發生共振作用，活化細胞。各細胞組織因溫熱的血液供給足夠的養分，便能加速體內新陳代謝的機能。

特別是身體中最容易冰冷、受涼的足踝或腳底，保暖非常重要。如果從距離心臟最遠的腳部開始加溫，使身體溫熱起來，良好的血液循環便可以將新鮮的血液，不斷送進因虛寒而受到打擊的內臟組織，恢復衰弱的內臟機能。

如此反覆不斷地給予遠紅外線的熱能，漸漸地，身體「虛寒」問題必然會獲得改善。一旦根除疾病的源頭「虛寒」，體內各種疾病自然就可以得到改善，獲得治癒。

遠紅外線可以改善生活壓力症候群

所謂「生活壓力症候群」就是指壓力、抑制、緊張、刺激而造成的生活壓力問題，也有人認為是壓力所產生的身心偏差狀態。可分成身體上，以及精神上的生活壓力症候群兩種，現代文明社會容易形成的壓力，大都屬於精神上的生活壓力。

在現今社會，生活中充滿各種壓力，在繁忙的現代生活裡，想要完全沒有生活壓力，幾乎是件不可能的事。不但有工作的煩惱，還有小孩的教育問題、人際關係問題等等。但是生活壓力不像感冒發燒，可以由測量熱度而得知輕重程度。沒有測量器具可以檢測壓力，往往身邊的人，甚至本人都還沒發現時，有些人就已經陷入精神上的生活壓力症候群。

當人感到生活壓力，身體到底會如何應對呢？因應生活壓力的方法有兩種路徑：

- 生活壓力的原因→大腦皮質→自律神經中樞→副腎髓質→腎上腺素。
- 生活壓力的原因→視床下部→下垂體前葉→副腎皮質→糖皮質激素（**glucocorticoid**）。

腎上腺素以及糖皮質激素都是荷爾蒙的一種，這些都是身體為了抵抗外部刺激而形成的體內防禦系統。

視床上部位於腦下垂體上方，是掌管自律神經系統、免疫系統、

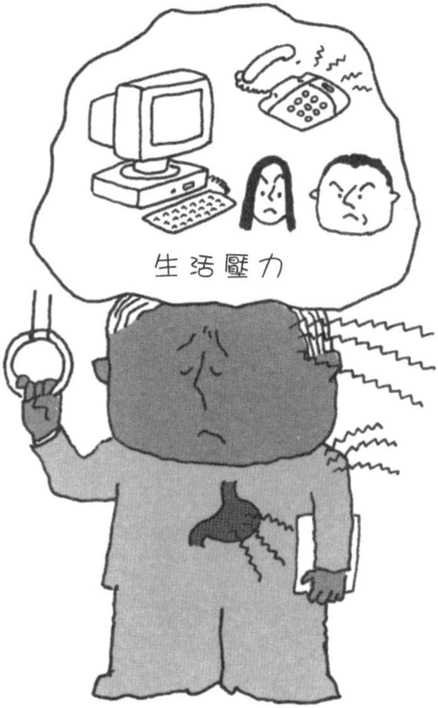

生活壓力對身體健康不好

荷爾蒙系統機能的中樞神經。

我們已經在第三章接觸過了自律神經系統，那指的是無法照自我意識來管控神經的活動，分為緊張傾向的交感神經系統，和放鬆傾向的副交感神經系統二種。這二種自律神經系統，主要

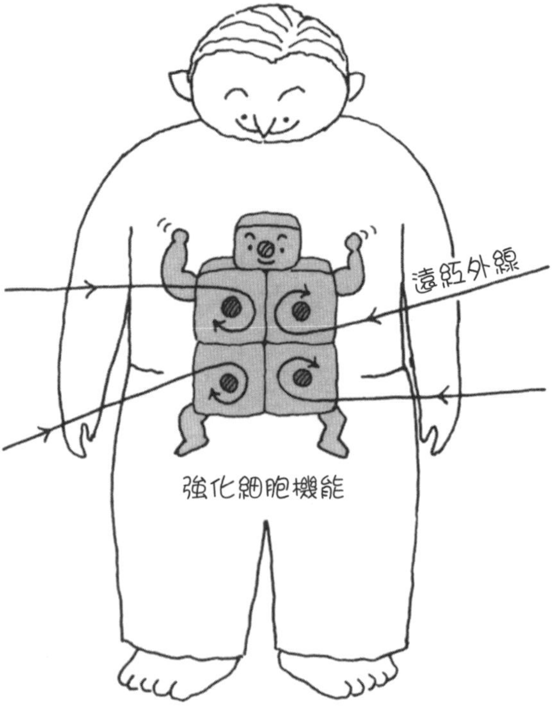

遠紅外線能提升自然自癒力

管控胃腸等內臟機能和發汗、心臟的機能等。而免疫系統就是專門掌管對付從外部入侵的濾過性病毒、細菌，癌細胞等的自然殺手細胞（NK細胞）。荷爾蒙系統則是管控荷爾蒙及胰島素（insulin）。所以視床下部是非常重要的系統，如果機能不健全，對身體健康會產生相當不好的影響。

輕微的壓力，例如演講前所引起的緊張壓力，這種不是持續性的壓力，可以刺激身心，提振精神，激發體內潛能。但是如果壓力強且持續過久，身體必須不斷和它對抗，自律神經系統的平衡便會因此而崩潰。

一旦支配許多器官的交感神經系統機能太強，身體便會慢慢出現如消化不良、食慾不振、頭痛、暈眩、失眠、五十肩、疲勞感等症狀。壓力如果持續增強，更會出現許多症狀，例如胃潰瘍、過敏性大腸炎、偏頭痛、圓型脫毛症、免疫力低落、荷爾蒙分泌異常等。

雖然有許許多多方法可以消除生活上的壓力，但是一般最簡單的方式，便是保持心情輕鬆，如此就可以減少不少壓力。遠紅外線，對於難以應付的壓力症候群以及相關聯的疾病，具有相當的改善和恢復健康的功效。以精神面來說，利用遠紅外線的溫熱效果，可以溫暖到身體的核心部分，同時也可解放緊繃的神經，放鬆精神，減少、緩和各種生活壓力。

遠紅外線具有將體內有害物質排出的功效

我們在吃東西的時候，常常不知不覺，一點一點地，把食品添加物、農藥等也吃進肚子裡。根據統計，人們平均一天大約吃進八十種、十一克以上的人工添加物。這些物質對身體有害，如果分量很少，很快會被人體排出，不會造成疾病；但若攝取過量，因人體無法完全將它排出，漸漸地就會囤積在體內。

人體中，必要及有害的礦物質，合起來有五十四種之多，必要的礦物質對於骨骼、牙齒、肌肉、血液和神經的組成，占了重要的因

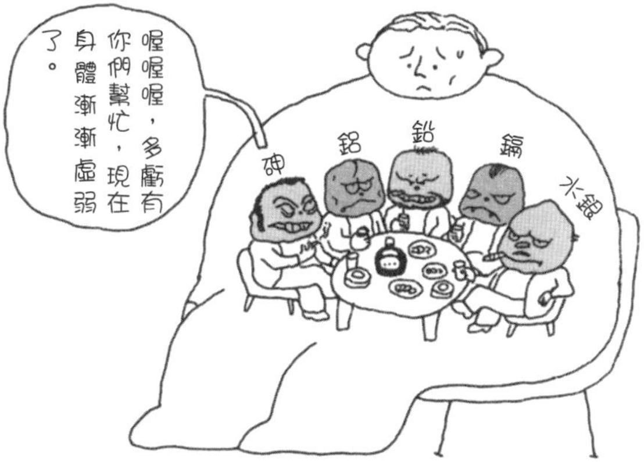
喔喔喔，多虧有你們幫忙，現在身體漸漸虛弱了。
砷
鋁
鉛
鎘
水銀

身體內囤積的有害物質

素，所以必須積極從食物中攝取。相反的，必須設法避開有害礦物質，常見的有砷、鋁、鉛、鎘、水銀五種。

例如鎘中毒所引起如孕婦、婦女，兒童的神經痛、全身骨折等等令人疼痛難熬的情景，當你目睹這類汙染中毒的記錄片時，必定令人怵目驚心，感到萬分可怕。在飽受汙染的海產魚貝類中，有水銀的問題；食品罐頭中有含鉛問題。現代化生活中有著空氣及食物汙染問題，要將這些有害物質完全排除，幾乎是不可能的。

那麼到底該如何應付這些有害物質呢？除了將已進入體內的有害物質盡量排出，沒有其他方法。

遠紅外線能夠幫助排出體內的有害物質，特別是重金屬類。因為遠紅外線的滲透力可以到達身體內部，在細胞內引起共振作用，活化細胞，加速新陳代謝，促進發汗，進而將有害物質排出體外。本來流汗就是為了排出體內的老舊廢物，對身體而言，這是一種非常重要的生理現象。一些身體不要的重金屬類物質，會隨汗水一起排出。而能排出體內廢棄物的方法，不只是流汗，基本上有排便、排尿及汗水三種。其中只有排尿及流汗能有效排出有害物質。

重要的是，經由遠紅外線溫熱效果所流出的大量汗水，能排出大量有害物質，而且比由尿液排出的量多出許多。換句話說，大量排汗就能有效排出體內的有害物質。所以除了運動，進入遠紅外線三溫暖、排出汗水，可以說是最好的方法。

在緊張繁忙的文明社會中，不是每個人都能透過運動流汗。尤其

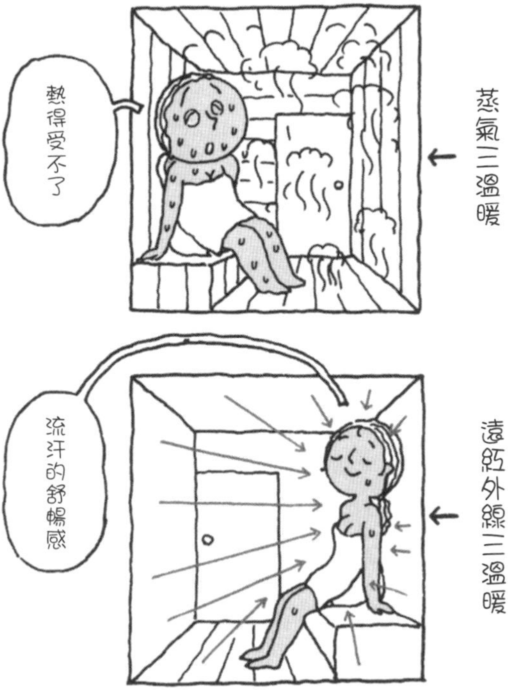

遠紅外線三溫暖能給人愉快舒暢的流汗快感

是高齡、身體行動不自由、肥胖及高血壓患者等，更是因為身體因素而無法充分運動。

蒸氣式三溫暖雖然有大量排汗的效果，但因為是高溫三溫暖，並不適合身體虛弱或高齡者。如果是遠紅外線三溫暖，不須太高的溫度也可以大量發汗。不論男女

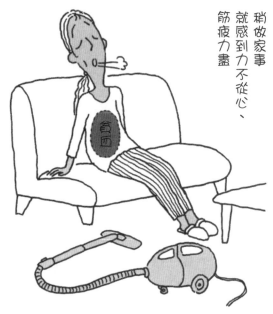

貧血的人容易疲勞

老幼，為了健康都可以利用遠紅外線設備，藉由大量排汗，將危害身體的有害物質排出體外。而且遠紅外線並不是只從汗腺排汗而已，它也能讓身體內部的皮脂腺排出有害物質。經證實，其排出效果比蒸氣三溫暖更好。

遠紅外線可促進血液循環

有些貧血是因為先天體質關係而形成，有些則是因為血液的流通不好。換句話說，血液循環無法順利進行是造成貧血的重要因素。特別是有低血壓及胃下垂的女性，經常會因此形成貧血狀態。有貧血傾向的人，不但容易疲勞，體力低落，起床時也比較遲鈍，無法提起幹勁，心情容易變得鬱悶，引起很多日常生活的障礙問題。

遠紅外線對於血液的暢通具有相當的功效。因為遠紅外線能滲透、到達比皮膚更下層的肌肉及內臟，和從骨骼產生的遠紅外線起共振作用，使身體的核心部分產生溫熱，進而有效改善血液循環。如此一來，血液中的紅血球就可以將氧氣送到身體末梢。大腦、四肢、內臟的活動也會變得比較靈活，氣色也會比較好。我們也可以期待經過遠紅外線的刺激，活化各種細胞，進而產生防止老化的效果。

遠紅外線讓血壓接近正常

高血壓及低血壓是如何界定的呢？根據世界衛生組織（WTO）的判定標準為，收縮壓超過一六〇、舒張壓超過九五毫米汞柱時，即稱為高血壓；收縮舒張壓在一四〇～九〇毫米汞柱之間則為正常血壓；至於收縮壓在一〇〇、舒張壓在六〇毫米汞柱以下的情形，則被判定為低血壓。

所謂血壓就是血液收縮、壓迫血管壁的壓力程度，因季節或一天中不同時段而有上下不同。例如，不少高血壓的人在夏天時血壓會下降，那是因為氣溫提高，體溫也會上升，所以末梢血管比較容易擴張。血管如果擴張，血液的流通便會變得比較順暢。血液循環順暢，便會減少對血管的壓迫，血壓便下降了。同樣的道理，若鹽分攝取過多，鈉離子使血液濃度上升，影響到血液循環，血壓也會因此上升。

高血壓除了會有頭痛、五十肩、頭昏眼花、耳鳴，嚴重的還會引

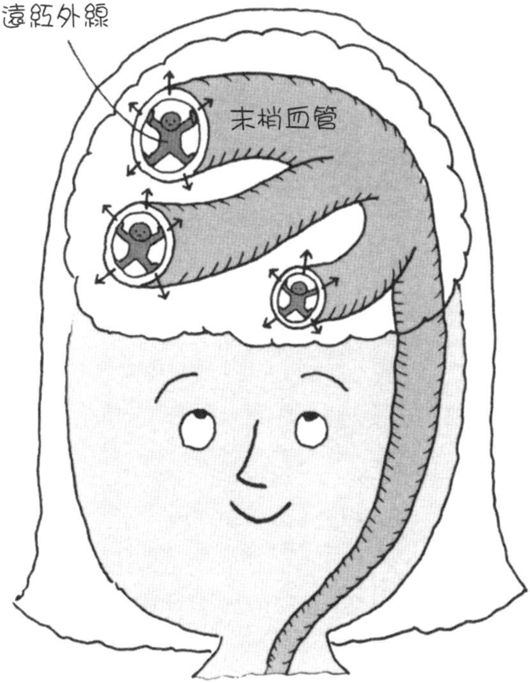

遠紅外線能使末梢血管擴張

起心臟病、腎臟病、腦中風等重大病症，因此很多高血壓患者都使用藥物來控制血壓。遠紅外線則不需使用任何藥物就可以幫助高血壓患者降低血壓，因為遠紅外線的溫熱效果能擴張末梢血管，促進血液循環，減少血管的壓迫，血流也會變得比較順暢。

那麼，對於低血壓的人，要如何處理呢？低血壓雖然不像高血壓的問題嚴重，但是一般低血壓的人起床時也會有遲鈍、頭昏眼花的問題而引起生活上障礙，所以血壓過低，也絕對不是一件好事。低血壓雖然大都是屬於先天性體質的問題，但是，常常會使自律神經的狀態失調，循環器系統（心臟、血管、淋巴管等）的平衡崩潰。遠紅外線對於血壓過低，也有恢復正常狀態的效果。

利用遠紅外線，使身體內部溫熱，一旦血液循環變好，體內便會增加負離子的產生。負離子有消除疲勞及鎮靜精神的效果，失調的自律神經即會慢慢恢復正常，連同循環器系統的運動也會有所改善。

現今，利用藥物來改善低血壓的效果，遠比改善高血壓差多了，但是如果能一邊改善自律神經的失調，一邊又能持續利用遠紅外線的功效來提高循環系統機能，慢慢地，低血壓就能比較接近正常值。

遠紅外線具有減肥的功效

極端的肥胖及消瘦都不能認為是健康。但是若問胖或瘦，哪一種比較會引起疾病，答案大都是過胖。肥胖的人不單只有皮下脂肪比較厚，心膜、胰臟、筋絡、肝臟等也包附著很多脂肪，理所當然，體重也會變得比較重。對必須將血液送到全身各角落的循環系統來說，過重的身體會造成相當大負擔，必會間接影響血液循環的正常機能。

因此，肥胖的人在生活上容易感覺疲勞、呼吸困難，膝蓋及腳部也因為容易疼痛，變得不喜歡活動，造成運動不足。如此惡性循環之下，即容易引起高血壓、心臟不全、糖尿病、腎炎等重病。

現今市面上減肥食品充斥，有關節食瘦身的書也多到數不完，甚至有的人為了減肥而開刀抽脂。事實上，只要適當運動，加上食物不要攝取過量，就能靠自己控制體重。但是人多是空有理想而無法確切實行，所以大多數肥胖者都還在不斷嚐試，摸索更簡單、不辛苦的減肥方法。

遠紅外線就是一種可以簡單、有效改善肥胖的方法。使用遠紅外線來幫助排汗，依人而定，平均大約會排出一公升的汗水。在體內堆積已久的老舊廢棄物，會隨著汗水一同被排出，並可以活化、加速各組織的新陳代謝，同時膽固醇及中性脂肪的數值也會下降。但是必須注意的是，為了想變瘦而持續排汗，是不是會對身體有不好的影響？

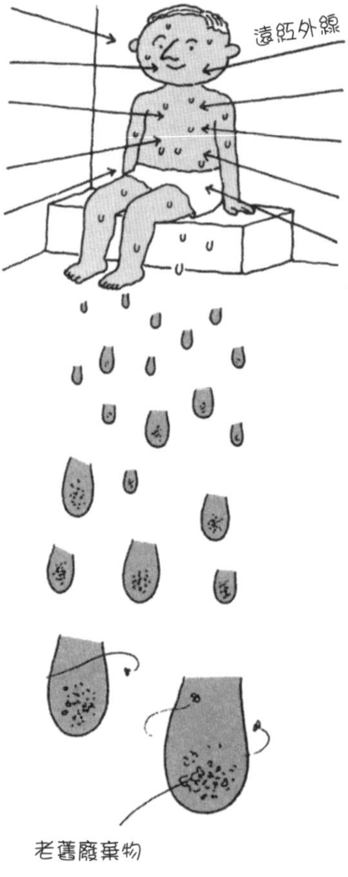

老舊廢棄物質會連同汗水

排出體外

遠紅外線不僅可以活化體內細胞、加速新陳代謝、持續性燃燒多餘脂肪，連同囤積體內、可能轉變成毒素的廢棄物，亦可一起排出體外，對於體內環保、健康、瘦身而言，無異是種最理想的方式。

遠紅外線雖然對減肥瘦身具有顯著的功用，對於身體苗條、看似沒有太多力氣的人，也有幫助增加體重的功效。瘦弱的人不用擔心使用遠紅外線三溫暖，會因此變得愈來愈瘦，因為連同汗水一起排出的，只是體內多餘的廢棄物質和脂肪而已。遠紅外線可以使體內溫熱，促使細胞活化，促進血液循環，加速新陳代謝，燃燒能量後，食量自然變得比較好，瘦弱的身體反而可能因此強壯，體重也可能因此增加。

遠紅外線可以改善受傷的狀態及疼痛

日常生活中，容易面臨的傷害之一就是燒燙傷。輕微腫痛程度的燒燙傷雖然可以馬上治癒，但是常會留下無法挽救的傷痕。遠紅外線對於燒燙傷，即具有改善疼痛、縮小傷疤的效果。

至於嚴重的燒燙傷，治癒後很容易變成瘢痕瘤。一旦接近皮膚的知覺神經捲入瘢痕瘤裡，便會令人感到疼痛。此時如果用遠紅外線加溫患部，就可以很快改善內部的血液循環，軟化組織，進而減少疼痛。另外具有糖尿病及血管障礙的人，如果遇到燒燙傷時，傷口往往很難治癒，此時使用遠紅外線進行全身或局部的照射，便可以活化組織，改善血液循環，使受傷的患處提早恢復。

像遠紅外線這般的神奇功效，即使對身體內部的傷口也很有效的。例如，因生活壓力所引起的胃潰瘍，即使胃壁已受損得相當嚴重，隨時會發生穿孔的現象，如果能使用遠紅外線來調養，腦內便會分泌β內啡肽的荷爾蒙來緩和、紓解體內壓力，並且藉由改善血液循環，提高細胞的修復機能，使胃壁能慢慢回復原本的狀態。

遠紅外線具有消炎效果

遠紅外線除了有鎮痛效果，對於發炎的症狀，也有消炎的功效。

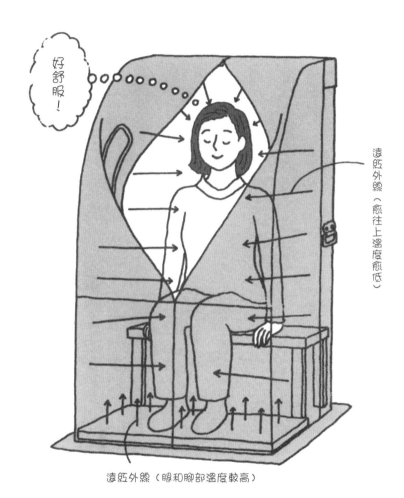

遠紅外線的基本法則為頭冷腳熱

例如，因為齒槽膿漏而引起牙齦腫痛的時候，用布敷著臉頰，以遠紅外線照射，即可以緩和疼痛並消腫。拔牙之後，利用遠紅外線照射，也可以緩和治療後的疼痛及防止發炎。這是因為遠紅外線提高患部的溫度後，血管擴張，可以緩和瘀血現象。至於引起發炎的細胞，實驗證實，經過遠紅外線照射後，活動力會變慢，因此得以有效改善發炎症狀。

關於遠紅外線的利用方式，今後應該加強研究與討論。同時，藉由遠紅外線來鎮痛及消炎的治療法，毫無疑問地，必會漸漸被開發、受重視。

透過骨骼，遠紅外線的功效倍增

之前提過陶瓷經過加熱就會產生遠紅外線，那麼可產生遠紅外線的物質還有哪些呢？世界上有很多具有類似陶瓷特性的物質，骨骼便是其中之一。如果透過遠紅外線加熱骨骼，骨骼也會放射出遠紅外線。

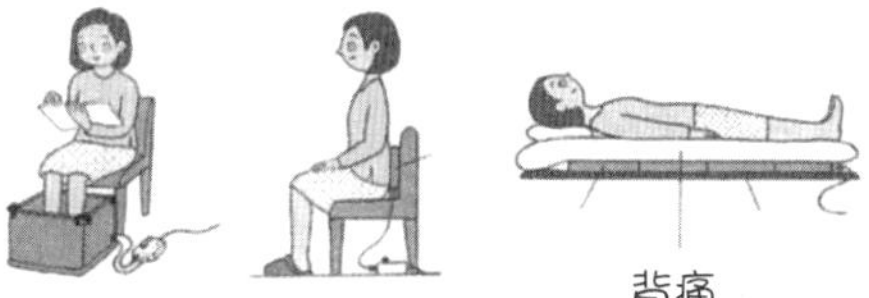

虛寒症　腰痠　背痛

汗水的顏色

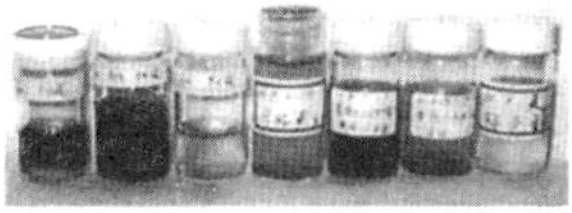

排汗作用能使化學有害物質排出體外

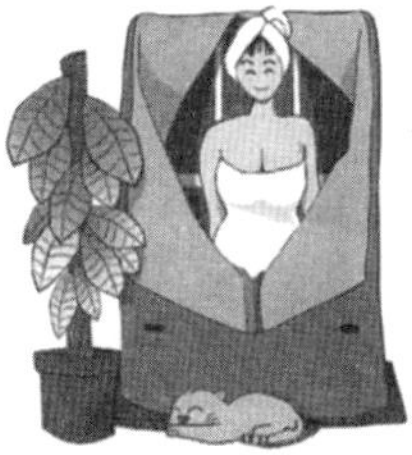

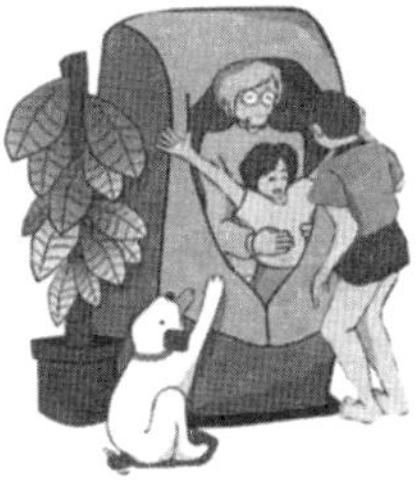

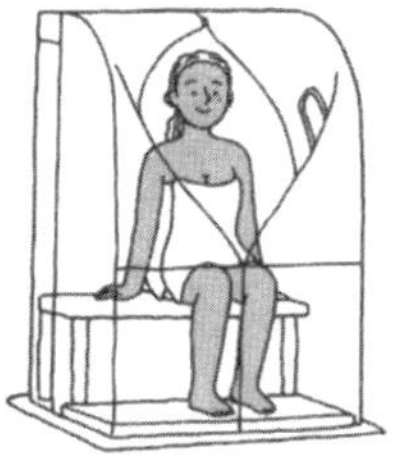

遠紅外線的發汗浴

因此，對於與骨骼相關的疾病，如果使用遠紅外線，就可以有相當的效果。

例如，很多男性因為頭髮問題而煩惱，為了防止掉頭髮、促進頭髮生長，利用各種生髮水或頭部按摩來刺激毛根，使之活化，這是大家經常聽到、被討論的的方法。但最新、更好的方法便是利用遠紅外線。遠紅外線會穿過頭皮，從最裡面開始加溫，活化細胞。並且頭蓋骨經由遠紅外線加溫後，本

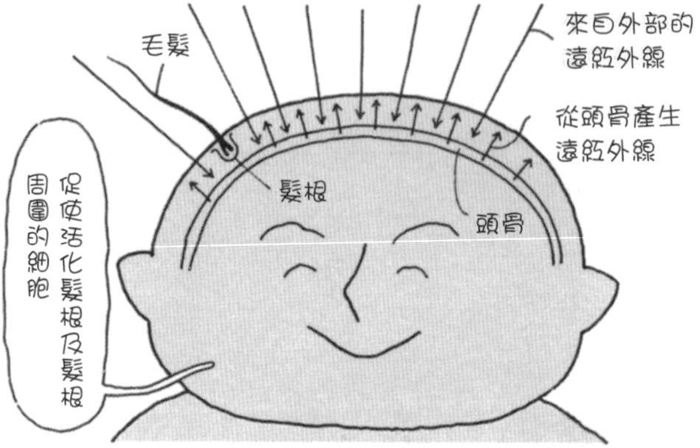

遠紅外線能因為骨骼使效果增加

身也會產生遠紅外線（這就是先前提過的共振「相乘效果」），進而能大幅改善掉頭髮問題。

另外，使用遠紅外線照射被骨骼包起來的部分，也可以緩和、改善症狀，例如中耳炎。中耳炎的病灶不但被骨頭包圍住，而且因為非常靠近腦部，必須小心使用非常精密的儀器治療。但是遠紅外線並不是在患部裡直接放入什麼器具以幫助緩和症狀，而是利用遠紅外線的照射，有效改善耳疾問題，並且藉由骨骼自行產生的遠紅外線，達到相乘的效果。

遠紅外線的抗癌效果

在醫治癌症上，遠紅外線最近成了注目的焦點。縱使無法百分之百地治好癌症，遠紅外線也有相當的功效，能緩和、改善癌症末期的劇痛。依照病症的不同，經實驗證明，確實有醫治和延長癌症患者壽命的效果。另外，癌細胞還沒有擴散的時候，透過遠紅外線的功能消滅癌細胞，也是十分有可能的。

為什麼遠紅外線能對抗癌症呢？因為癌細胞非常怕熱。癌細胞在攝氏四十二度的高溫下，幾乎會完全被破壞。因此，利用遠紅外線照射，提高患部的溫度，癌細胞便會漸漸失去活動力，無法攝取到足夠的營養，癌細胞便會營養不良。

癌細胞是種比普通細胞還要低溫的組織，所以只要加溫，本來就很怕熱的癌細胞，會變得營養不足、失去活動力。

此外，亦和癌細胞中的氧濃度有關。因為癌細胞如果超過41℃以上，便會使其細胞內的氧濃度開始下降。如果血液無法提供足夠的氧，對氧消耗量很大的癌細胞而言，便會失去活力。

同時用遠紅外線溫熱身體之後，會刺激活化體內的免疫細胞，增加自癒力，便可以攻擊、消滅營養不良的癌細胞。

遠紅外線對於癌症的治療法，分為全身和局部的療法。全身療法需要一特殊的裝置，但若是局部，也有像熨斗般的簡便機器。遠紅外線的癌症治療方式，不會產生像服用抗癌藥劑或做化療那樣的副作用，同時可以有效改善、緩和癌症症狀，對眾多癌症患者來說，遠紅外線正開啟了另一條劃時代、安全又有效的理想治療途徑。

第六章

遠紅外線健康法

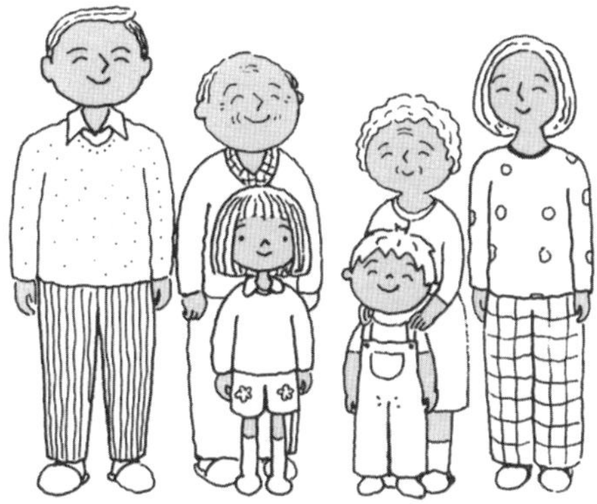

遠紅外線創造健康家族

1 遠紅外線使細胞活化

遠紅外線的波長大約為六～二十五微米，其中約八～十四微米間的波長和人體所產生的電磁波同調。人體如果經遠紅外線照射，體內便會產生共振作用，使細胞內的原子能量開始活化。如此一來，血液循環會變得更好，進而促進新陳代謝。遠紅外線的共振作用會使細胞內的原子能量到達最高點，在熱能源轉化下，進而能使囤積體內的陳年老舊廢棄物、有害物質，連同汗水一同排出體外。

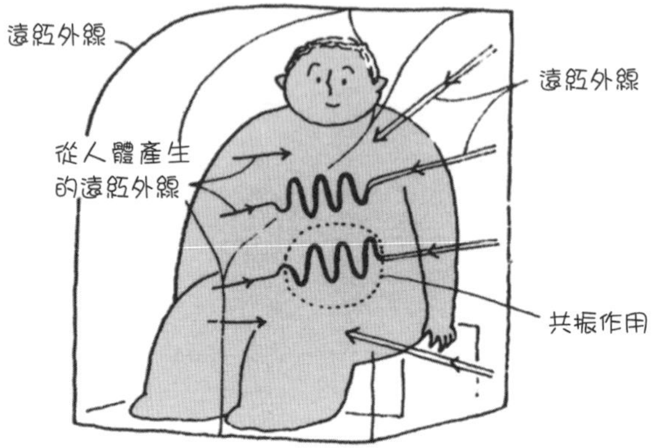

遠紅外線能引起體內共振作用

②遠紅外線提高人體自癒力

生物體內原本就擁有保持和維護身體健康的能力，換句話說，便是具有修復受傷的功能。例如攻擊、消滅濾過性病毒的免疫力，這種自我修護的能力是身體天生具備的本能，總稱為「自癒力」。我想大家都有如此的經驗吧——輕微的受傷往往數日後便能康復；感冒時，在溫暖的環境下好好休息一晚自然就會好。我們每個人都擁有這種與生俱來的能力，但是如果自律神經失調，不但自癒力會減低，也會慢慢失去復原能力，更容易

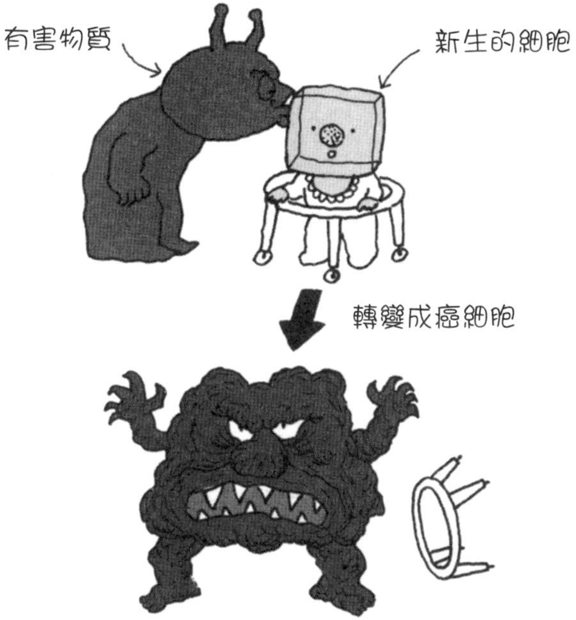

因生活中的有害物質，容易轉化成癌細胞

引發新的病症。譬如持續睡眠不足或失眠，便會使自律神經失調，降低自癒力。

人類的身體每天約有一千億個細胞轉變和再生，其中大約會有一萬個細胞產生突然變異的現象，其中又有一半、約五千個細胞，會因突變現象可能轉變成癌細胞。說到此，或許會令人感到震驚和不安。幸好健康的身體內，有被稱為NK細胞的免疫細胞，可以幫助我們消除這些容易轉變成癌症的突變細胞。但是如果自癒力太低，會變得如何呢？免疫細胞將無法完全消除這些突變，倖存的變異細胞就像不定時炸彈，最壞的情形，就是轉化成令人害怕的癌細胞。

然而遠紅外線不但能活化細胞，更重要是，對提升自癒力也有著相當不錯的功效，進而能幫助免疫細胞對抗突變。

3 每天利用遠紅外線日光浴，清除病毒、退治癌細胞

當人體溫度下降至34℃，人體即會暈眩，產生步行障礙。再下降至33℃時，即會進入昏迷狀態，產生意識障礙；若溫度再下降至30℃以下，人類幾乎很難存活。但世界上有很多偶發的人體失溫例子，如山難、船難等……（體溫甚至低於30℃）。急救方式常會運用加熱後微熱的生理食鹽水，注射入體內，或將患者送入遠紅外線加熱的保溫室內，大多患者都會奇蹟復活、生還。

健康人的體溫大都在37℃左右。體溫在37℃～36.5℃之間的人，較不會有倦怠、不舒服的感覺。正常的體溫使得人體血液得以循環暢順。血液為人體內六〇兆個細胞輸送養分，而細胞吸收後代謝產生的廢棄物，也會隨著血流，搬運到體內組織，處理後排出體外。

人體的免疫體系，如血液中白血球、淋巴液，會經血液循環，在人體內巡邏，一旦發現病毒或異物，便會召喚足夠的後援部隊，打擊入侵的病菌，同時也會退治人體本身每天產生約五千個，因體內細胞轉變再生，產生突變，而可能轉變成癌細胞的變異細胞。

人體體溫在35℃時，癌細胞的增殖、成長速度最快。這正是體溫過低，使血液不暢，導致免疫力、自癒力、自體修復能力處於非常低下的狀態，使打擊病毒、變異細胞的自癒免疫體無法及時作用，因而擱置不處理身體許多損傷。直到體溫回升後，血流正常，身體才有能力去修復這些被擱置的損傷。體溫過低，如同讓身體處於無警察的地方，入侵的病毒、變異細胞，必似惡徒壞人般，肆無忌憚、無法無天、暢所欲為。

當體溫過低，血液不暢，免疫體數量達不到消滅每天入侵的病毒，和來自體內生成的變異細胞，人體初期會如感冒、生病般，發炎、發燒，產生倦怠，不舒服的感覺，如不在意，不及時設法加溫改善、提升體溫，情況常會惡化，導致人體器官受損病變，甚至罹癌。體溫與血液循環、新陳代謝、免疫的戰鬥力息息相關，所以當覺得虛寒，體溫低於正常（36.5℃以下），絕不可以輕忽，應不假思索，及時給身體多些溫暖，想辦法使身體暖和起來，不要讓病毒、變異細胞，有機會在身體內作亂。

人體所處環境突然變冷、轉涼，造成體溫下降時，人體常會因感覺寒涼，不自覺地發抖顫動，藉由肌肉快速收縮，來增加、產生熱量，進而提升體溫。氣溫較低時，白天中常可看到動物，如貓狗、爬蟲類等，趴睡在戶外曬太陽，吸收遠紅外線熱量來提升體溫。要常保健康，每天應該至少要有一次，要讓體溫上升至37℃，如透過運動、泡澡等。而遠紅外線的日光浴，是維持人體正常體溫最方便、經濟、有效的方法。

4 低溫的遠紅外線能幫助身體排出大量廢棄物質

流汗對人類而言是必要的生理現象。汗水不但能調節體溫，另一個重要的功能，就是將囤積在身體中的老舊廢棄物質排出體外。一般人即使在夜晚睡覺，也會流出大概一杯水的汗水，因此頭腦及身體中的老舊物質，也會在睡夢中，連同汗水一起被排出體外。

遠紅外線對身體的好處不只有排汗，更大的功能是從皮脂腺，將不要的東西如有害重金屬、形成疲勞或老化原因的乳酸、游離脂肪酸、脂肪、皮下脂肪、多餘的鈉離子、尿酸等，連同汗水一起排出。

人體體內溫度到達38.5℃時便會流汗，汗腺是調節體溫的系統。感冒發燒時，如果沒有產生發汗、流汗的現象，往往難以退燒，就是這個原因。相反地，汗流浹背的時候，體溫會隨之下降，心情也會變得

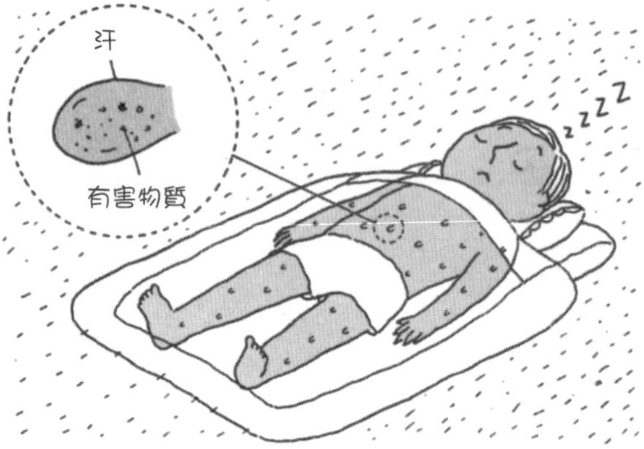

流汗非常重要

愉快，相信這是大家都有過的經驗吧。

經由遠紅外線所釋放出來的溫熱，可以滲透到人體的核心部分。雖然只有40～50℃的低溫，只要從體內開始加溫，也可以使身體大量流汗。

全身受到遠紅外線照射，便可以非常輕鬆地流汗，有效率地排出體內有害物質。到底遠紅外線的排汗效率有多好呢？如用汗水和尿液做比較分析，可發現在排出人體的有害物質上，汗水的功效高出了尿液約一〇〇倍以上。

遠紅外線是40～50℃左右的低溫，不僅不會對身體產生負擔，也不會損傷頭髮及皮膚。能輕鬆從汗水中排出有害物質，所以對促進人體健康，可說是最理想不過的。

5 遠紅外線可以釋放負離子

遠紅外線擁有產生負離子的性質，此在第三章已敘述過了。人體的PH值約在7.36～7.44範圍；PH值在7.36以下為酸性，PH值在7.44以上為鹼性。身體若偏向酸性，則會體虛容易生病；若比較傾向鹼性，則能擁有較好的自癒力和健康身體。如果接受遠紅外線的照射，因為能促進釋放負離子，身體便可以從酸性慢慢轉為弱鹼性。

人體雖然60％以上為水分，但通常一般的水中不會只有水分而已，往往也會混入空氣等很多其他物質，雜質會使水分膨脹，變得比本來的水分子還大，這種狀態的水質對身體而言，是非常不適合的。水的構造容積原本非常小，很容易通過細胞膜，並且能將活化細胞所

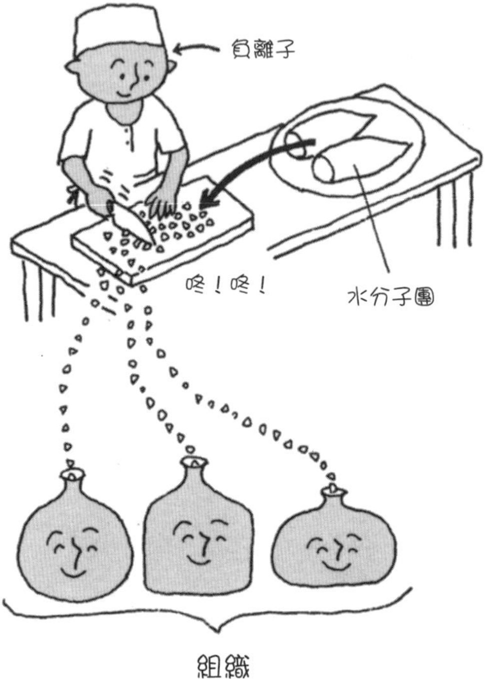

遠紅外線加速人體組織的新陳代謝

需的鈣離子送到細胞內。但是如果水含有太多雜質，特別是若含有汙染物質，它的容積便會變得比較大，不僅不容易通過細胞膜，細胞的活動力也會因而衰減，進而影響身體健康。

此時，如果能利用遠紅外線照射這種狀態的水，便會產生負離子，並切斷已變大的水結構，使其容積變小。另外也可同時將水中所含的汙染物質排擠出去，這樣水不但可恢復原本的大小，更可以很快進入細胞之中，活化細胞，提高代謝活動。另一方面，被排擠出來的汙染物質也會很容易被排出體外。

6 遠紅外線有全身美容的效果

遠紅外線對「美容與健康」這兩方面都有非常好的功效，特別是體能狀態不好，或者想恢復細嫩肌膚的人，都可藉由遠紅外線的作用，達到令人驚喜的效果。利用遠紅外線來排汗可以提高皮膚組織的代謝，同時活絡皮脂的分泌，使皮膚光滑有彈性。另外，遠紅外線的作用能夠緩和壓力，促使荷爾蒙均衡分泌，使肌膚變成美人般的吹彈可破。更因為遠紅外線能將全身的血液循環變好，促進新陳代謝，所以不只是皮膚，全身健康狀態都會因此而有所改善。

7 遠紅外線，提升基礎代謝率、瘦身減肥

體溫每降低1℃，基礎代謝率就下降12％，免疫力下降至30％。體溫每上升1℃，免疫力就提升5至6倍，每分鐘脈博數，增加約10下。成人一天必需攝取的卡路里熱量，約為一八〇〇～二〇〇〇大卡的80％，最為理想。日本自古以來，即有「腹八分に醫者いらず」（肚子八分飽，不用看醫生的意思）的養生諺語。

大家往往都不知道什麼是基礎代謝（定義即什麼都不做、不動，整天躺著睡，也會消耗的熱量），我們日常活動，所消耗的熱量，竟僅占其攝取量的20～30％而已；而攝取熱量的60％～70％都用在維持人體的正常體溫（基礎代謝），讓循環系統、神經系統，以及肝腎等器官組織，能正常運作。

當人體體溫過低，會因體溫不足，循環不良，造成養分不能給體內細胞組織充分吸收利用，進行新陳代謝。如水、油脂等養分，就會

形成脂肪、贅肉囤積在血液循環較不好的地方，如大腿、臀部等部位，時日久了，堆積多了，自然形成肥胖現象。然而體溫升高，血液循環改善，基礎代謝率提升，身體就會自然瘦下來。

8 遠紅外線有助消除疲勞、消除生活壓力

疲勞如果能在當天立即消除是最理想的，如果不是，便會成為肉體上的慢性疲勞。若不設法加以改善，日積月累之下，不只容易生病，也會提早老化。所以疲勞的時候，不妨做個遠紅外線浴吧！藉由照射遠紅外線流汗，便可以消除疲勞。遠紅外線的照射時間因人而異，大約二〇～三〇分鐘即可。

大量的汗水可將許多身體不需要的東西一起排出，其中包含了加速疲勞及產生老化原因的乳酸。乳酸如果混在汗水中被排出，身體便能去除疲勞的發生因子，進而有效改善疲勞狀態。另外，因為血液循環變好，人的精神自然飽滿、活力充沛。像這樣的發汗浴只要有計劃

地安排時間嘗試，其神奇的效果必會令人持續下去，並愛上這種遠紅外線入浴方式。

壓力症候群的症狀主要為焦躁、沒有食慾、容易疲勞等等。壓力與自律神經的關係非常密切，所以即使只是稍微感到有壓力，自律神經就已多多少少開始失去平衡。此時，照射遠紅外線就可以促使自律神經恢復機能，另外還可以放鬆心情，緩和壓力，使身心健康快樂。

遠紅外線對於促進身心健康，有著令人非常驚喜、興奮的效果。活用遠紅外線必能讓各位遠離、擺脫萬病之源——虛寒，讓各位闔家平安健康。

9 使用遠紅外線日光浴，睡得著、睡得好

人體從晚上一〇點到深夜凌晨二點四個小時，是褪黑激素（Melatonin）和成長荷爾蒙等分泌製造的重要時段。日語常說「寝る子は育つ」（能睡的孩子，長得結實），因良好的睡眠，能使人體分泌足夠

的成長荷爾蒙，骨骼、肌肉，自然強壯、結實。

無論男女，隨著年齡增長，尤其是中年過後，都會出現不易熟睡、淺眠、中途清醒等症狀，醫學上稱此現象為睡眠障礙。大都是因為褪黑激素分泌不足、精神壓力、自律神經失調等原因，造成令人難以入睡的失眠現象。腦內松果體（Pineal body）分泌產生的褪黑激素，負責掌控睡眠與清醒的週期。睡醒後，太陽光會透過視網膜，傳達到腦內的松果體，啟動停止褪黑激素分泌的機制。

就醫學研究得知，太陽光會讓人體重設生理時鐘，早上起床後，若沒有再回去睡回籠覺、午睡，人體經過十四個小時後，自律神經中的副交感神經便會自動啟動，舒緩壓力、放鬆身心、打哈欠、產生睡意，之後一～二小時內，便會感覺到睡意襲人，催促身體，趕快準備去睡覺。

身體本來就有套與生俱來、自然的運作機制，若想遠離失眠、睡不著，最好的方法就是遵循自然法則，早早起床，在晨間接受遠紅線日光浴，經過十四～十六個小時後，在副交感神經自然的作用下，就會再次讓您享受下一次的睡眠。

因失眠而接受過針灸治療的所有人，幾乎都會感覺到，針一扎，身體就變暖和了，甚至許多人會因體溫上升而睡著。因為針灸藉著扎針，提升了體溫，啟動了副交感神經作用，進而改善了睡眠問題。

所以體溫很重要，是睡眠品質的關鍵。若睡前能經由遠紅線日光浴，讓體溫提升至適眠溫度（不需流汗），手腳暖和，很快地就能進入熟睡狀態，享受舒適睡眠，讓人體能在酣睡時，大量分泌褪黑激素，徹底解決惱人的失眠、睡不著症狀。

10 遠紅外線能提升生活品質，讓人溫暖的笑出來

人類有複雜而獨立的思考能力、七情六慾，能使用語言，運用錯綜複雜的互助性組織、發展科學，改變生活環境。醫療科技日新月異的進步，世界上也只有人類才知道，如何運用創新的科技，正確、安

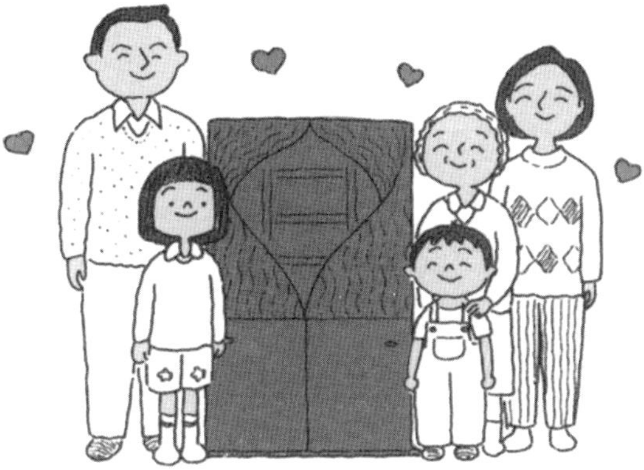

遠紅外線的健康家族

全、有效的維持健康延緩老化、延長壽命。

在追求名利、緊張繁忙、充滿生活壓力的文明社會裡，沒有什麼比健康更重要。因為擁有健康的身體才能得到真正的快樂，溫暖的笑出來，生命才有尊嚴。

雖然環境公害等問題日益嚴重，然而，所幸我們處於科技知識發達的現代文明社會裡，有許多追求健康生活的有效方法。只要有心嚐試並持之以恆，就可以自我管理、掌控身體的健康。

願身心的健康，能讓您得到真正

的幸福與快樂，讓您的生命有尊嚴。只要凡事多往好處想，樂觀積極，相信您的身體，必能和遠紅外線一樣，散發出光和熱。

國家圖書館出版品預行編目（CIP）資料

遠紅外線健康法：改善虛寒體質,氣血活絡,百病自癒 / 日本遠紅外線研究會作；林裕恭譯. -- 初版. -- 新北市：世茂, 2020.1
面； 公分. --（生活健康；B476）
譯自：健康家族は遠赤外綫上手
ISBN 978-986-5408-12-1（平裝）

1.遠紅外線療法

418.93212　　108018429

生活健康 B476

遠紅外線健康法：改善虛寒體質，氣血活絡，百病自癒

作　　者／日本遠紅外線研究會
監　　修／前田華郎
審　　訂／東善彥
譯　　者／林裕恭
主　　編／楊鈺儀
責任編輯／陳文君
封面設計／LEE
出 版 者／世茂出版有限公司　單次郵購總金額未滿 500 元（含），請加 80 元掛號費
地　　址／（231）新北市新店區民生路 19 號 5 樓
電　　話／（02）2218-3277
傳　　真／（02）2218-3239（訂書專線）
　　　　　（02）2218-7539
劃撥帳號／19911841
戶　　名／世茂出版有限公司
世茂網站／www.coolbooks.com.tw
排版製版／辰皓國際出版製作有限公司
印　　刷／傳興彩色印刷有限公司
初版一刷／2020 年 1 月
　　四刷／2024 年 4 月

ISBN／978-986-5408-12-1
定　　價／260 元